LES SECRETS DU REGIME 666 : 21 JOURS POUR ETEINDRE L'INFLAMMATION

Henri Cohen

DISCLAIMER

Ce livre est fourni à titre informatif uniquement et ne vise pas à remplacer les conseils, diagnostics ou traitements proposés par des professionnels de la santé qualifiés. Les informations et recettes contenues dans ce livre ne doivent pas être utilisées pour diagnostiquer, traiter, guérir ou prévenir une maladie sans l'avis d'un médecin.

Avant de commencer ce régime ou tout autre programme nutritionnel, il est essentiel que vous consultiez un médecin ou un professionnel de la santé qualifié. Ceci est particulièrement important pour les personnes ayant des conditions médicales préexistantes ou celles qui prennent des médicaments sur ordonnance, car des changements alimentaires peuvent influencer l'effet des médicaments.

Chaque individu est unique, donc les réactions à un régime spécifique peuvent varier. Nous vous encourageons à prendre en compte votre santé globale, vos conditions médicales et vos besoins spécifiques avant de suivre les conseils diététiques présentés dans ce livre.

SOMMAIRE

Chapitre 1 : Tout savoir sur l'Inflammation
-Qu'est-ce que l'Inflammation ?
-Comment l'Alimentation Influence l'Inflammation
-Aliments Inflammatoires : Ceux qui Attisent les Flammes
-Les Héros Anti-Inflammatoires : Ceux qui Éteignent le Feu qui Vous Ronge

Chapitre 2 : Le Régime 666
-Découvrir le Régime 666
-Les Piliers du Régime 666 : Principes et Philosophie
-Le Mode d'Emploi du Régime 666
-Au-delà de l'Alimentation : Les Effets Transformateurs du Régime 666

Chapitre 3 : 21 Jours du Régime
-Menus / Recettes / Liste de Courses
-Jours 1 à 7
-Jours 8 à 14
-Jours 15 à 21

Conclusion

Chapitre 1 : Tout savoir sur l'Inflammation

Qu'est-ce que l'Inflammation ?

Imaginez que vous vous coupez le doigt en cuisinant. Presque immédiatement, la zone autour de la coupure devient rouge, chaude, et peut-être un peu gonflée. Ce processus, mes amis, c'est l'inflammation à l'œuvre. Bien loin d'être juste un embarras ou un inconfort, l'inflammation est en fait le signe que votre corps lance une opération de sauvetage. Il envoie ses meilleurs soldats – des cellules immunitaires, des protéines, et des anticorps – pour combattre l'invasion de microbes, éliminer les débris, et commencer le processus de réparation. C'est un peu comme appeler les pompiers pour éteindre un incendie dans votre maison.

Maintenant, l'inflammation n'est pas toujours aussi évidente que notre exemple de coupure au doigt. Parfois, elle travaille en secret, à l'intérieur de notre corps, répondant à des ennemis tels que les toxines, les infections, ou même certains aliments. Et c'est là que les choses deviennent vraiment intéressantes.

Vous voyez, il y a deux types principaux d'inflammation : aiguë et chronique. L'inflammation aiguë est celle que nous venons de décrire avec la coupure au doigt. Elle est rapide, ciblée et essentielle à notre survie. Sans elle, des blessures mineures pourraient devenir mortelles. C'est l'inflammation à son meilleur, jouant le rôle de super-héros dans notre corps.
Mais ensuite, il y a l'inflammation chronique. Imaginez que les pompiers, après avoir éteint l'incendie dans votre maison, décident de rester indéfiniment, arrosant vos murs et meubles avec de l'eau, jour après jour. Cela causerait des dommages énormes, n'est-ce pas ? Eh bien, c'est un peu ce que fait l'inflammation chronique à notre corps. Au lieu de s'arrêter une fois que le danger initial est passé, le processus inflammatoire continue de tourner, endommageant lentement nos tissus et organes.

C'est cette inflammation à bas bruit, persistante, qui est liée à un grand nombre de maladies
Maladies Cardiaques : Imaginez les artères de votre cœur comme des autoroutes pour le sang. L'inflammation chronique peut être comparée à un accident continu sur cette autoroute, causant des embouteillages et des

dommages à la structure même de l'autoroute – vos artères. Ce "trafic" incessant contribue à la formation de plaques d'athérome, qui peuvent restreindre le flux sanguin ou se rompre, conduisant à des crises cardiaques ou des accidents vasculaires cérébraux.

Diabète : L'inflammation joue également un rôle dans le diabète, en particulier le type 2. Elle agit un peu comme un vandale, dégradant la capacité de votre corps à utiliser l'insuline efficacement, ce qui est essentiel pour réguler votre taux de sucre dans le sang. Au fil du temps, cette insensibilité à l'insuline peut conduire à des niveaux de sucre dans le sang dangereusement élevé.

Arthrite : Lorsqu'il s'agit d'arthrite, en particulier l'arthrite rhumatoïde, l'inflammation est comme une tempête qui frappe directement vos articulations, causant douleur, gonflement, et parfois une déformation. C'est le résultat d'une attaque par le système immunitaire contre les tissus de vos propres articulations, une confusion qui transforme l'espace articulaire en un champ de bataille.

Certains Cancers : Et pour certains cancers, l'inflammation chronique agit comme un complice, aidant à créer un environnement

où les cellules cancéreuses peuvent prospérer, se diviser, et se propager. Par exemple, une inflammation chronique de l'estomac peut conduire à des changements dans les cellules de la muqueuse gastrique, augmentant le risque de cancer de l'estom Mais qu'est-ce qui cause cette inflammation chronique ? La réponse est complexe et variée. Elle peut provenir d'une infection non résolue, d'une exposition continue à des irritants comme la pollution ou le tabac, d'un excès de poids, ou d'un système immunitaire hyperactif attaquant par erreur les tissus sains du corps.
L'alimentation joue également un rôle majeur. Certains aliments peuvent attiser les flammes de l'inflammation, tandis que d'autres agissent comme de véritables seaux d'eau, aidant à l'éteindre. C'est pourquoi le régime 666, que nous explorerons en détail dans les prochains chapitres, est conçu pour maximiser la consommation d'aliments anti-inflammatoires tout en minimisant ceux qui peuvent aggraver l'inflammation.

Comprendre l'inflammation, c'est comme apprendre à lire les signaux de détresse de votre corps. En reconnaissant ces signaux et en répondant de manière appropriée – que ce soit par des changements alimentaires, des ajustements de mode de vie, ou en cherchant une aide médicale – vous pouvez aider à éteindre ces incendies internes avant qu'ils ne causent des dommages significatifs.

Dans les sections suivantes, nous allons plonger plus profondément dans les aliments spécifiques qui peuvent attiser ou éteindre l'inflammation, vous donnant les outils nécessaires pour prendre le contrôle de votre santé d'une manière délicieuse et satisfaisante. Restez avec nous alors que nous découvrons ensemble comment transformer votre corps en un havre de paix, libre de l'inflammation qui vous ronge.

Comment l'Alimentation Influence l'Inflammation

La relation entre notre alimentation et l'inflammation est un sujet fascinant et complexe qui mérite d'être exploré. Comme les deux faces d'une même pièce, ce que nous mangeons peut soit attiser les flammes de l'inflammation, soit contribuer à les apaiser. Dans ce voyage au cœur de notre assiette, découvrons comment les choix alimentaires que nous faisons chaque jour ont un impact direct sur les niveaux d'inflammation dans notre corps.

Le Pouvoir Inflammatoire des Aliments

Tout commence dans notre assiette. Certains aliments, par leur nature, peuvent déclencher ou aggraver un état inflammatoire dans notre organisme. Prenons, par exemple, les acides gras trans et les graisses saturées, souvent trouvés dans les aliments transformés, les fast-foods, et certaines viandes rouges. Ces graisses peuvent activer certaines voies dans notre corps qui favorisent l'inflammation. C'est un peu comme verser de l'huile sur un feu déjà ardent, rendant la situation encore plus difficile à contrôler.

De même, les aliments riches en sucre raffiné ou en glucides simples peuvent avoir un effet similaire. Imaginez que chaque cuillerée de sucre que vous ajoutez à votre café le matin est comme jeter un petit bâton de dynamite sur un feu de camp tranquille. Le résultat ? Une explosion d'activité inflammatoire qui peut, au fil du temps, devenir chronique.

Les aliments transformés et emballés, riches en additifs et conservateurs, jouent également leur rôle dans cette dynamique inflammatoire. Ils sont comme des intrus dans notre corps, des éléments étrangers que notre système immunitaire cherche à combattre, déclenchant ainsi une réaction inflammatoire.

Les Champions Anti-Inflammatoires

Heureusement, tout n'est pas perdu. Tout comme certains aliments peuvent attiser les flammes de l'inflammation, d'autres agissent comme de véritables guerriers anti-inflammatoires. Ces héros de notre alimentation viennent à notre secours, apportant avec eux une panoplie de nutriments capables de combattre et d'apaiser l'inflammation.

Les oméga-3, par exemple, sont de véritables étoiles dans le monde des nutriments anti-inflammatoires. Présents dans les poissons gras comme le saumon, les graines de chia, et les noix, ils agissent comme de l'eau fraîche jetée sur un feu brûlant, aidant à réduire l'inflammation dans notre corps. C'est grâce à leur capacité à produire des substances appelées résolvines et protectines, qui aident à éteindre le processus inflammatoire.
Les fruits et légumes, avec leurs couleurs vives et leurs textures variées, sont plus que de simples accompagnements. Ils sont chargés d'antioxydants, de vitamines et de minéraux qui jouent un rôle crucial dans la

lutte contre l'inflammation. Les antioxydants, par exemple, agissent comme des gardiens, protégeant nos cellules des dommages causés par les radicaux libres, qui peuvent déclencher et aggraver l'inflammation. Manger un arc-en-ciel de fruits et légumes chaque jour, c'est comme avoir une armée de protecteurs dédiée à maintenir la paix dans notre corps.

Les épices, souvent négligées dans nos cuisines, sont des trésors cachés aux propriétés anti-inflammatoires puissantes. Le curcuma, avec son composant actif, la curcumine, est un exemple brillant. Utilisé depuis des millénaires dans la cuisine indienne, le curcuma est comme un super-héros discret, combattant silencieusement l'inflammation et protégeant notre corps de ses effets nocifs.

L'Équilibre est la Clé

L'approche du régime 666 met en lumière un principe fondamental : l'équilibre. Ce n'est pas seulement une question de choisir entre les "bons" et les "mauvais" aliments, mais plutôt de trouver un équilibre qui nourrit notre corps et soutient notre santé globale. En intégrant des aliments anti-inflammatoires dans notre alimentation quotidienne et en limitant ceux qui peuvent favoriser l'inflammation, nous pouvons influencer positivement notre bien-être. Cela signifie aussi écouter notre corps et observer comment il réagit à certains aliments. Chaque personne est unique, et ce qui peut être inflammatoire pour une personne ne l'est pas nécessairement pour une autre. C'est le voyage de découverte personnelle qui accompagne le régime 666, un processus d'apprentissage sur ce qui fonctionne le mieux pour notre corps.

Conclusion

Comprendre comment l'alimentation influence l'inflammation nous donne un pouvoir incroyable. Cela nous permet de faire des choix éclairés qui peuvent non seulement améliorer notre santé aujourd'hui mais aussi nous protéger contre les maladies à l'avenir. Avec le régime 666, nous avons un guide simple et pratique pour naviguer dans ce paysage complexe, transformant notre assiette en un puissant outil de guérison. Alors, prêts à prendre le contrôle et à éteindre l'inflammation ? Le voyage commence dans votre cuisine.

Aliments Inflammatoires : Ceux qui Attisent les Flammes

Lorsque nous parlons d'aliments inflammatoires, nous désignons ceux qui, consommés en excès, peuvent littéralement attiser les flammes de l'inflammation dans notre corps. Cette inflammation, si elle est aiguë et de courte durée, est un processus normal et sain de guérison. Cependant, si elle devient chronique, elle peut se transformer en un feu sournois, causant des dommages à long terme et contribuant à diverses maladies chroniques. Pour comprendre comment certains aliments exacerbent cette condition, explorons les principaux coupables.

❌**Sucres Raffinés** : Le sucre, en particulier le sucre raffiné trouvé dans les boissons sucrées, les pâtisseries, et les snacks sucrés, agit comme un carburant pour l'inflammation. Lorsque nous consommons du sucre en excès, notre corps réagit en produisant des cytokines inflammatoires, des messagers qui encouragent l'inflammation. C'est comme jeter de l'essence sur un feu doux ; soudain, il s'embrase, causant plus de dommages et de chaos.

❌**Acides Gras Trans** : Présents dans de nombreux aliments transformés, les huiles partiellement hydrogénées et certains types de margarines, les acides gras trans sont reconnus pour leur rôle dans l'augmentation de l'inflammation. Ils contribuent à l'élévation des mauvais cholestérols (LDL) tout en réduisant les bons cholestérols (HDL), créant ainsi un environnement propice à l'inflammation des vaisseaux sanguins et à l'accumulation de plaque, ce qui peut mener à l'athérosclérose.

❌**Graisses Saturées** : Les graisses saturées, que l'on trouve en grandes quantités dans la viande rouge, les produits laitiers entiers et certaines huiles comme l'huile de palme, peuvent également stimuler l'activité inflammatoire dans le corps. En augmentant les niveaux de graisse corporelle, elles peuvent activer des processus inflammatoires qui contribuent non seulement à l'obésité mais aussi à des maladies comme la maladie cardiaque.

❌ **Huiles Végétales Industrielles** : Des huiles comme l'huile de maïs, de soja, de tournesol ct de carthame, riches en acides gras oméga-6, lorsqu'elles ne sont pas équilibrées avec des acides gras oméga-3, peuvent favoriser l'inflammation. Une consommation excessive de ces huiles peut mener à un déséquilibre qui favorise les états inflammatoires, en particulier lorsqu'elles sont utilisées dans la cuisson à haute température, processus qui peut générer des composés inflammatoires.

✘Alcool : L'alcool, en grande quantité, peut être particulièrement dommageable. Il altère la barrière intestinale, permettant à des bactéries potentiellement toxiques de passer dans le sang, ce qui peut provoquer une réponse inflammatoire généralisée. En outre, le métabolisme de l'alcool par le foie génère des toxines qui peuvent contribuer à une inflammation plus étendue.

✘Aliments Transformés : Riches en sucre, en graisses trans, en sel et en conservateurs chimiques, les aliments transformés sont souvent dépourvus de nutriments bénéfiques et chargés de composés qui peuvent inciter à l'inflammation. Leur consommation régulière peut non seulement déclencher des réponses inflammatoires mais aussi affaiblir les mécanismes de défense naturels du corps.

Conclusion : Comprendre quels aliments peuvent provoquer ou aggraver l'inflammation offre une puissante clé pour contrôler et améliorer notre santé. En modifiant nos choix alimentaires pour éviter ces provocateurs inflammatoires et en privilégiant des aliments qui combattent l'inflammation, nous pouvons potentiellement diminuer notre risque de nombreuses maladies chroniques et améliorer significativement notre bien-être global. La suite de notre discussion se concentrera sur ces champions anti-inflammatoires, vous donnant les outils nécessaires pour transformer votre alimentation en une alliée de votre santé.

Les Héros Anti-Inflammatoires : Ceux qui éteignent le feu qui vous ronge

Tout comme certains aliments peuvent raviver les flammes de l'inflammation dans notre corps, d'autres possèdent des pouvoirs remarquables pour les éteindre. Ces héros anti-inflammatoires jouent un rôle crucial dans la neutralisation des processus inflammatoires, aidant ainsi à restaurer l'équilibre et à promouvoir la guérison. Incorporer ces aliments dans votre régime peut être une stratégie délicieuse et naturelle pour combattre l'inflammation.

✅**Les Oméga-3** : Les Extincteurs de Feu
Les acides gras oméga-3 sont parmi les anti-inflammatoires les plus puissants. Présents dans les poissons gras comme le saumon, le maquereau, et les sardines, ainsi que dans les graines de lin, les noix de Grenoble, et les graines de chia, les oméga-3 réduisent l'inflammation en inhibant la production de substances inflammatoires. Ils sont comme des pompiers habiles, éteignant les débuts d'incendie avant qu'ils ne deviennent de grands feux.

✅**Les Antioxydants** : Les Boucliers Protecteurs Les antioxydants luttent contre l'inflammation en neutralisant les radicaux libres, ces molécules instables qui peuvent endommager les cellules et déclencher l'inflammation. Des aliments riches en antioxydants comprennent les baies, les légumes feuillus, les noix, et les légumes colorés comme les poivrons et les tomates. Pensez à eux comme à des gardiens vaillants, protégeant votre corps contre les envahisseurs nuisibles.

✅**Le Curcuma** : Le Guerrier Doré Le curcuma, et particulièrement sa composante active la curcumine, est célèbre pour ses propriétés anti-inflammatoires impressionnantes. Utilisé non seulement comme épice dans la cuisine, mais aussi comme complément, le curcuma réduit l'inflammation liée à de nombreuses maladies, y compris l'arthrite et les troubles digestifs. Il agit un peu comme un sage guerrier ancien, utilisant son intelligence (biochimique) pour apaiser les tensions et restaurer la paix.

✅**Les Légumes Verts** : Les Alliés Verdoyants Les légumes verts, tels que les épinards, le kale, et le brocoli, sont chargés de vitamines et de minéraux qui jouent un rôle dans la réduction de l'inflammation. Riches en vitamine K, ces légumes aident à réguler la réponse inflammatoire de votre corps. Ils sont les alliés verdoyants dans la lutte contre l'inflammation, travaillant discrètement mais efficacement pour maintenir l'harmonie interne.

✅**L'Ail et les Oignons** : Les Défenseurs Piquants L'ail et les oignons ne sont pas seulement des ingrédients clés pour ajouter de la saveur, ils sont aussi de puissants anti-inflammatoires. Contenant des composés soufrés qui inhibent les chemins inflammatoires dans le corps, ils agissent comme des défenseurs piquants, souvent en coulisse, pour repousser les attaques contre votre santé.

✅**Les Fruits Colorés** : Les Éclaireurs de Chemin Les fruits tels que les ananas, les mangues, et les cerises ne sont pas seulement délicieux – ils contiennent des enzymes et des composés qui aident à réduire l'inflammation. Leurs couleurs vives ne sont pas juste pour le spectacle ; elles signalent la présence de bioflavonoïdes, des antioxydants qui modulent l'inflammation et aident à guider votre corps vers un état plus sain.

Conclusion

Intégrer ces héros anti-inflammatoires dans votre alimentation n'est pas seulement une mesure préventive contre les maladies chroniques ; c'est aussi une stratégie proactive pour améliorer votre bien-être quotidien. En choisissant ces aliments, vous ne vous contentez pas de nourrir votre corps, vous le fortifiez contre les agressions internes, assurant ainsi une vie plus saine et plus vibrante. Adopter le régime 666 enrichi de ces puissants alliés est un pas vers une existence exempte de l'inflammation qui vous ronge.

Chapitre 2 : Le Régime 666

Le Commencement : Une histoire vraie

Il était une fois dans les quartiers populaires et défavorisés de Los Angeles, en 2023, une révolution nutritionnelle qui allait bientôt captiver le monde. Au cœur de cette transformation se trouvait le Dr. Elena Martinez, une experte en nutrition avec une passion pour aider sa communauté. Dr. Martinez avait observé une hausse alarmante des cas d'inflammation chronique parmi ses patients, une condition exacerbée par la pauvreté, le stress, et surtout, une alimentation déséquilibrée et précaire.

Face à cette crise, le Dr. Martinez s'est donnée pour mission de créer une solution accessible à tous, une méthode qui ne nécessiterait pas de ressources extravagantes ni d'ingrédients hors de portée. C'est ainsi que le Régime 666 est né, un plan simple et révolutionnaire conçu pour combattre l'inflammation avec des moyens limités. "666" symbolisait la simplicité et l'efficacité : 6 ingrédients, 6 minutes, 6 euros. Ce régime était une bouée de sauvetage dans un océan de solutions alimentaires inabordables et complexes.

Découvrir le Régime 666

Bienvenue dans le monde du Régime 666, une approche révolutionnaire de l'alimentation qui promet non seulement de combattre l'inflammation mais aussi de transformer complètement votre approche de la cuisine et de la santé. Ce régime n'est pas juste une diète, c'est une nouvelle façon de vivre, simplifiée mais puissante, qui s'articule autour de trois règles faciles à retenir : 6 ingrédients, 6 minutes, 6 euros. Plongeons dans les détails de ce régime qui pourrait bien être la clé de votre bien-être.

La Simplicité au Cœur de la Nutrition`

L'idée du Régime 666 est née d'une nécessité : rendre la santé accessible à tous. Dans un monde où l'alimentation est souvent compliquée et coûteuse, ce régime se démarque par sa simplicité et son accessibilité. Imaginez pouvoir préparer un repas nutritif et anti-inflammatoire en seulement 6 minutes, avec seulement 6 ingrédients, et sans jamais dépenser plus de 6 euros. Cela semble presque trop beau pour être vrai, n'est-ce pas ? Pourtant, c'est exactement ce que le Régime 666 vous propose.

Pourquoi 666 ? Un Symbole de Facilité

Le chiffre 666, loin des superstitions, ici symbolise la facilité et l'équilibre. Avec seulement 6 ingrédients, vous minimisez le temps de préparation et les déchets, tout en maximisant les saveurs et les nutriments. En limitant le temps de cuisine à 6 minutes, vous libérez du temps pour vos autres passions et obligations. Enfin, en maintenant le coût à 6 euros, vous gardez votre budget alimentaire raisonnable sans compromettre la qualité ou la santé.

Une Réponse à l'Inflammation

L'inflammation chronique est un fléau de notre temps, liée à de nombreuses maladies graves. Le Régime 666 n'est pas seulement pratique, il est aussi conçu pour combattre cette inflammation silencieuse. Chaque repas est une combinaison judicieuse d'aliments riches en nutriments anti-inflammatoires, choisis pour leurs propriétés bénéfiques et leur synergie. Les oméga-3, les antioxydants, les fibres, les protéines de haute qualité et les graisses saines sont les piliers de chaque plat.

Conclusion

Le Régime 666 n'est pas juste une tendance passagère, c'est une approche réfléchie de l'alimentation conçue pour ceux qui cherchent à vivre mieux, plus simplement et de manière plus saine. Il est temps de laisser derrière soi les régimes compliqués et coûteux et d'embrasser une méthode qui rend la bonne nutrition facilement accessible à tous. Dites adieu à l'inflammation et bonjour à une vie pleine de vitalité avec le Régime 666.

Les Piliers du régime 666 : principes et philosophie

Au cœur du Régime 666 se trouve une philosophie simple mais profondément réfléchie, construite sur des piliers destinés à transformer non seulement notre alimentation mais notre relation avec la nourriture elle-même. Loin d'être un simple ensemble de règles alimentaires, ce régime incarne une approche holistique visant à équilibrer notre corps, notre esprit, et notre portefeuille. Examinons de plus près ces principes fondateurs qui font du Régime 666 un véritable phare dans le monde souvent tumultueux de la nutrition.

Simplicité : Dans un monde où la surabondance et le choix peuvent parfois être écrasants, le Régime 666 prône le retour à la simplicité. Avec seulement 6 ingrédients par repas, ce régime nous invite à réduire le bruit, à nous concentrer sur ce qui est vraiment nourrissant et à redécouvrir le plaisir des saveurs authentiques. Cette simplicité transcende la cuisine pour toucher tous les aspects de notre vie, nous encourageant à chercher moins mais mieux.

Rapidité : Nous vivons à une époque où le temps est une denrée précieuse. Le Régime 666 reconnaît cette réalité moderne et propose une solution élégante : des repas qui peuvent être préparés en 6 minutes. Cette rapidité libère du temps pour ce qui compte vraiment, que ce soit pour approfondir nos relations, poursuivre nos passions ou simplement nous accorder un moment de repos. Manger sainement ne doit pas être un fardeau temporel, et ce régime en est la preuve vivante.

Accessibilité : La santé est un droit, non un privilège. En limitant le coût de chaque repas à 6 euros, le Régime 666 démocratise l'accès à une alimentation saine. Cette accessibilité financière est une pierre angulaire du régime, assurant que personne n'est laissé pour compte dans la quête du bien-être. Dans les quartiers défavorisés de Los Angeles où tout a commencé, cette philosophie a offert une lueur d'espoir, prouvant que la santé et la nutrition ne dépendent pas du prix.

Santé Holistique : L'inflammation chronique est un cri d'alarme de notre corps, un signe que quelque chose doit changer. Le Régime 666 aborde ce défi de front, en utilisant la nourriture comme médicament pour apaiser ces flammes internes. Chaque choix d'ingrédient est intentionnel, chaque recette est une potion anti-inflammatoire. Mais la santé, selon le Régime 666, ne s'arrête pas à l'assiette. C'est un état d'esprit, une harmonie entre le physique et le mental, soutenue par une alimentation consciente et respectueuse.

Conclusion

Le Régime 666 est bien plus qu'une série de directives nutritionnelles. C'est une invitation à repenser notre relation avec la nourriture, à embrasser la simplicité et à découvrir la puissance d'une alimentation intentionnelle. Ce n'est pas juste un moyen de nourrir notre corps, mais une façon de nourrir notre âme, d'harmoniser notre vie et de reconnecter avec ce qui est essentiel. En suivant ces piliers, nous ne faisons pas que changer notre façon de manger ; nous changeons notre façon de vivre.

Le Mode d'emploi du régime 666

Adopter le Régime 666 est comme apprendre à danser une nouvelle chorégraphie. Au début, les mouvements peuvent sembler complexes, mais une fois que vous maîtrisez le rythme, tout devient naturel. Voici un guide détaillé pour vous aider à intégrer ce régime dans votre quotidien, transformant votre cuisine en une scène où vous êtes à la fois le chorégraphe et la star.

Choix des ingrédients : composer votre palette

Pensez à chaque repas comme à une toile de peintre. Votre palette ? Six ingrédients. Le choix de ces ingrédients est crucial, car ils détermineront la qualité et les saveurs de votre plat. Optez pour des aliments frais et, si possible, locaux. Voici quelques suggestions pour bien démarrer :

Protéines : Choisissez des protéines maigres comme le poulet, le tofu, ou une portion de poisson gras comme le saumon, riche en oméga-3.

Légumes : Intégrez une variété de couleurs et de textures. Des épinards, des carottes et des poivrons offrent une palette de nutriments complète.

Gras sains : Avocats, noix, ou une petite quantité d'huile d'olive vierge extra peuvent enrichir vos plats tout en combattant l'inflammation.

Céréales ou légumineuses : Quinoa, lentilles ou une petite portion de riz complet ajoutent de la substance et des fibres à votre repas.

Herbes et épices : Ne sous-estimez pas le pouvoir des épices et des herbes. Le curcuma, par exemple, est non seulement un anti-inflammatoire puissant mais aussi un excellent moyen de rehausser le goût sans ajouter de sel.

Préparation : La symphonie en 6 minutes

Chaque repas devrait être une symphonie, dont la préparation ne dépasse pas 6 minutes. L'efficacité est la clé. Organisez votre espace de travail en plaçant tous les ingrédients à portée de main et en utilisant des méthodes de cuisson rapides comme la sautée, le grill ou le four à micro-ondes. Voici un exemple de plat simple :

Sauté de Poulet et Légumes :
-Coupez en dés un filet de poulet et faites-le revenir dans une poêle avec un peu d'huile d'olive pendant environ 3 minutes.

-Ajoutez un mélange de légumes tranchés (carottes, poivrons, épinards) et saupoudrez de curcuma et de poivre noir.

-Continuez à cuire jusqu'à ce que les légumes soient tendres mais encore croquants, environ 2 minutes de plus.

Servez chaud, peut-être sur un lit de riz complet, pour un repas complet et équilibré.

Budget : Garder les coûts sous contrôle

Le principe des 6 euros est là pour vous assurer que manger sainement ne doit pas être un luxe. Planifiez vos achats, profitez des produits de saison, comparez les prix, et n'hésitez pas à utiliser des légumes congelés ou des conserves sans additifs pour compléter vos repas de manière économique.

Adaptabilité et créativité : jouer avec les saveurs

Le Régime 666 est flexible. Vous pouvez facilement substituer un ingrédient par un autre en fonction de vos préférences ou de ce que vous avez sous la main. N'ayez pas peur d'expérimenter avec des épices ou des herbes différentes pour découvrir de nouvelles saveurs qui peuvent rendre vos repas encore plus excitants et personnalisés.

Conclusion

Suivre le Régime 666, c'est comme jouer une mélodie simple mais profondément gratifiante sur le piano de votre santé. Avec seulement six ingrédients, six euros, et six minutes, vous pouvez créer des repas qui non seulement nourrissent votre corps mais apaisent aussi l'inflammation. C'est une formule simple pour une vie plus saine et plus harmonieuse, accessible à tous.

Au-delà de l'Alimentation : Les effets transformateurs du régime 666

Le Régime 666 ne se contente pas de modifier votre menu, il transforme votre vie.

Derrière sa structure simple—6 ingrédients, 6 minutes, 6 euros—se cache un potentiel révolutionnaire qui va bien au-delà de la simple nutrition. Examinons les changements profonds que ce régime peut engendrer dans divers aspects de votre vie quotidienne.

Amélioration de la Santé Physique

Naturellement, l'impact le plus immédiat du Régime 666 se manifeste dans votre santé physique. En se concentrant sur des aliments riches en nutriments et faibles en calories, ce régime aide à combattre l'obésité, réduire l'inflammation, et diminuer le risque de maladies chroniques comme le diabète de type 2, les maladies cardiovasculaires et certaines formes de cancer. Par exemple, intégrer des poissons gras et des noix dans vos repas augmente votre apport en oméga-3, réputés pour leurs propriétés anti-inflammatoires qui peuvent améliorer la santé cardiaque et réduire les douleurs articulaires.

Équilibre Émotionnel et Mental

Le Régime 666 a également un effet notable sur la santé mentale. Le processus inflammatoire a été lié à des troubles tels que la dépression et l'anxiété. En réduisant l'inflammation, vous pourriez ressentir une amélioration de votre humeur et un esprit plus clair. De plus, la simplification du processus de préparation des repas peut diminuer le stress quotidien, vous offrant plus de temps pour vous détendre et vous engager dans des activités enrichissantes. Imaginez ne plus être esclave de votre cuisine, libéré de la corvée des préparations complexes et longues—c'est un changement de vie qui offre un répit bienvenu.

3. Impact Social et Communautaire

Adopter le Régime 666 peut aussi renforcer vos liens sociaux. La cuisine devient un acte de partage rapide et efficace, permettant de nourrir famille et amis sans le stress traditionnellement associé à l'élaboration de repas complexes. Par exemple, organiser un dîner où chaque invité apporte un plat préparé selon les principes du 666 peut devenir un événement amusant et interactif, favorisant la convivialité et l'échange culturel autour de choix alimentaires sains.

4. Durabilité et Respect de l'Environnement

Sur le plan écologique, le Régime 666 encourage une consommation plus consciente et durable. En utilisant seulement six ingrédients par plat, vous réduisez le gaspillage alimentaire et favorisez une approche plus respectueuse de l'environnement. De plus, en privilégiant des produits locaux et de saison, vous contribuez à réduire l'empreinte carbone associée au transport des aliments. Cela représente non seulement une économie pour votre portefeuille mais aussi un pas vers la préservation de notre planète.

5. Liberté Financière

Enfin, le Régime 666 peut améliorer votre santé financière. En limitant le coût des ingrédients à 6 euros, vous contrôlez mieux votre budget alimentaire, permettant d'allouer des ressources à d'autres aspects de votre vie, comme l'éducation, les loisirs, ou l'épargne. Cette gestion financière améliorée est essentielle pour une vie équilibrée et épanouie.

Conclusion

Le Régime 666 est bien plus qu'une simple méthode de préparation des repas ; c'est une philosophie de vie qui encourage à vivre mieux, à penser autrement et à agir de manière responsable. En adoptant ce régime, vous n'embrassez pas seulement une diète, mais un chemin vers une transformation personnelle et collective. Chaque repas devient une brique de construction vers une existence plus saine, plus sereine, et plus durable. Bienvenue dans une nouvelle ère de bien-être, où chaque bouchée est un pas vers un futur meilleur.

Chapitre 3 : 21 Jours du Régime 666 – Menus, Recettes et Listes de Courses

---

Bienvenue dans le cœur pratique du Régime 666. Ce chapitre est votre guide pratique quotidien pour transformer les principes du Régime 666 en une série d'actions concrètes sur une période de 21 jours. Vous découvrirez des menus détaillés, des recettes simples et des listes de courses organisées pour chaque semaine, facilitant l'adoption de ce régime transformateur.

Semaine 1

Jour 1

Petit Déjeuner : Smoothie Vert énergisant
Déjeuner : Salade Méditerranéenne de Quinoa
Dîner : Saumon Grillé et Asperges

Jour 2

Petit Déjeuner : Porridge de Sarrasin aux Myrtilles
Déjeuner : Wrap de Poulet et avocat

Dîner : Steak de Thon à la Sicilienne

Jour 3

Petit Déjeuner : Toasts à l'Avocat et Œuf Mollet
Déjeuner : Salade de Lentilles à l'Orange
Dîner : Poulet Rôti aux Herbes et Courgettes Grillées

Jour 4

Petit Déjeuner : Smoothie Bowl aux Fruits Rouges et Graines de Chia
Déjeuner : Taco de Poisson Épicé
Dîner : Curry de Légumes Rapide

Jour 5

Petit Déjeuner : Omelette aux Champignons et Épinards
Déjeuner : Bowl de Riz Sauvage et Poulet Grillé
Dîner : Filets de Merlu citronnées avec tomates

Jour 6

Petit Déjeuner : Pancakes à la Banane et Noix
Déjeuner : Taboulé de Chou-Fleur

Dîner : Boulettes de Dinde et Sauce Tomate Maison

Jour 7

Petit Déjeuner : Crêpes Légères au Sarrasin et Compote de Pommes
Déjeuner : Salade Niçoise Réinventée
Dîner : Risotto de Quinoa aux Champignons

Jours 1 :

Petit Déjeuner : Smoothie Vert énergisant

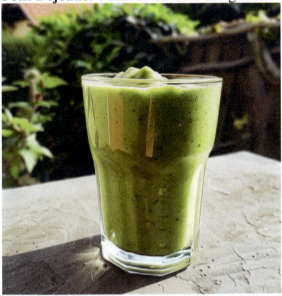

Ingrédients :
2 poignées d'épinards frais
2 bananes mûres
400 ml de lait d'amande
2 cuillères à soupe de graines de chia
1 cuillère à soupe de miel (optionnel pour sucrer)

Instructions :
-Lavez soigneusement les épinards et épluchez les bananes.

-Placez les épinards, les bananes, le lait d'amande, et les graines de chia dans un blender.

-Ajoutez le miel si vous souhaitez un goût plus sucré.

-Mixez jusqu'à l'obtention d'une consistance lisse et homogène.

-Servez immédiatement pour profiter de la fraîcheur des ingrédients.

Déjeuner : Salade Méditerranéenne de Quinoa

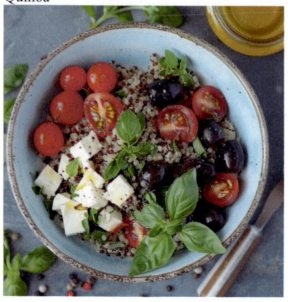

Ingrédients :
100 g de quinoa pré-cuit en sachet
1 concombre moyen
10 tomates cerises
20 olives noires dénoyautées
100 g de feta
Le jus d'un citron
2 cuillères à soupe d'huile d'olive
Sel et poivre au goût

Instructions :
-Ouvrez le sachet de quinoa pré-cuit (ce type de quinoa ne nécessite pas de cuisson et peut être utilisé directement après un léger réchauffage ou même à température ambiante, selon les préférences).

-Pendant que le quinoa cuit, coupez le concombre en dés, les tomates cerises en deux et émiettez la feta.

-Dans un grand saladier, combinez le quinoa égoutté et refroidi, les concombres, les tomates cerises, les olives et la feta.

-Assaisonnez avec le jus de citron, l'huile d'olive, le sel et le poivre. Mélangez bien pour que tout soit uniformément enrobé.

-Réfrigérez avant de servir pour que les saveurs se mélangent ou servez immédiatement si désiré.

Dîner : Saumon Grillé Express et Asperges

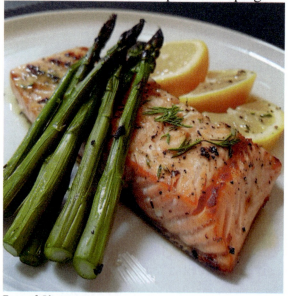

Ingrédients :
2 filets de saumon (150 g chacun environ, pré-marqués si disponible pour plus de rapidité)
200 g d'asperges fraîches, pré-nettoyées et coupées
2 cuillères à café d'huile d'olive
1 citron (pour le jus)
Sel et poivre au goût

Instructions :
-Préchauffer le gril : Mettez votre gril à préchauffer à une température élevée. –

-Utiliser un gril chaud permet de réduire considérablement le temps de cuisson.

-Préparer les ingrédients : Pendant que le gril chauffe, disposez les filets de saumon sur une plaque à pâtisserie recouverte de papier aluminium pour faciliter le nettoyage.

-Arrosez-les d'une cuillère à café d'huile d'olive, puis de jus de citron frais. Salez et poivrez selon vos préférences.
-Cuire le saumon : Placez le saumon sous le gril et laissez cuire pendant environ 4 minutes (selon l'épaisseur des filets). Il n'est pas nécessaire de le retourner si le gril est suffisamment chaud.

-Cuire les asperges : Pendant que le saumon cuit, chauffez une poêle à feu moyen avec la cuillère à café d'huile d'olive restante.

-Ajoutez les asperges, salez et poivrez, et faites-les sauter rapidement, de 3 à 5 minutes, jusqu'à ce qu'elles soient croquantes.

-Servir : Servez immédiatement le saumon et les asperges après cuisson. Les asperges doivent être tendres mais croquantes, et le saumon parfaitement grillé.

Jours 2 :

Petit Déjeuner : Porridge de Sarrasin aux Myrtilles

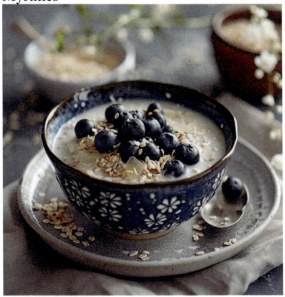

Ingrédients :
100 g de sarrasin décortiqué
300 ml de lait d'amande
100 g de myrtilles fraîches
2 cuillères à soupe d'amandes effilées
2 cuillères à café de sirop d'érable (optionnel)

Instructions :
-Cuire le sarrasin : Dans une casserole, combinez le sarrasin avec le lait d'amande.

-Portez à ébullition, puis réduisez le feu et laissez mijoter jusqu'à ce que le sarrasin soit tendre et que le liquide soit absorbé, environ 6 minutes.

-Ajouter les myrtilles : Incorporer délicatement les myrtilles au sarrasin cuit pour éviter de les écraser.

-Servir : Répartissez le porridge dans deux bols.

-Garnissez avec les amandes effilées et un filet de sirop d'érable pour un peu de douceur supplémentaire si désiré.

Déjeuner : Wrap de Poulet et avocat

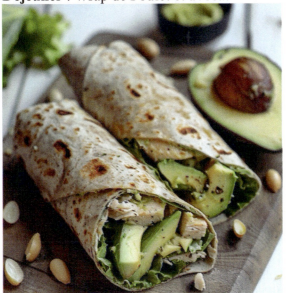

Ingrédients :
2 tortillas de blé complet (ou maïs, selon préférence)
200 g de blanc de poulet cuit et tranché
1 avocat mûr, tranché
4 feuilles de laitue
1 tomate moyenne, tranchée
2 cuillères à soupe de mayonnaise légère ou yaourt grec

Instructions :
-Faire dorer le poulet 2-3 minutes par face dans de l'huile d'olive

-Préparer les wraps : Étalez-les tortillas sur une surface propre.

-Ajouter la mayonnaise : Tartinez chaque wrap avec une cuillère à soupe de mayonnaise ou de yaourt grec.

-Faire dorer le poulet 2-3 minutes par face dans de l'huile d'olive

-Assembler les wraps : Sur chaque tortilla, disposez une couche de laitue, des tranches de poulet, des tranches d'avocat, et des tranches de tomate.

-Rouler les wraps : Enroulez fermement les tortillas pour former les wraps. Coupez-en deux avant de servir.

Dîner : Steak de Thon à la Sicilienne

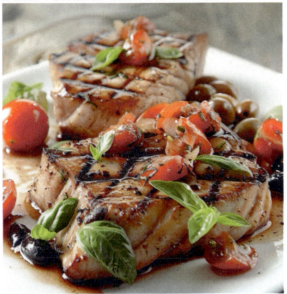

Ingrédients :
2 steaks de thon (environ 150 g chacun)
200 g de tomates concassées (fraîches ou en conserve)
1 cuillère à soupe d'olives noires, dénoyautées et hachées
1 cuillère à café de câpres
1 cuillère à soupe de basilic frais, haché
1 cuillère à soupe d'huile d'olive

Instructions :
-Préparer la sauce : Dans un bol, mélangez les tomates concassées, les olives hachées,

les câpres et le basilic. Assaisonnez avec un peu de sel et de poivre si désiré.

-Cuire le thon : Chauffez l'huile d'olive dans une poêle sur feu moyen. Placez les steaks de thon et faites cuire pendant 2-3 minutes de chaque côté, selon l'épaisseur.

-Servir : Placez les steaks de thon sur les assiettes et nappez de la sauce sicilienne. Servez immédiatement pour profiter de la fraîcheur et des saveurs vives.

Jours 3 :

Petit Déjeuner : Toasts à l'Avocat et Œuf Mollet

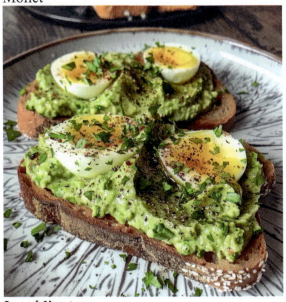

Ingrédients :
2 tranches de pain complet
1 avocat mûr
2 œufs
Piment d'Espelette (ou paprika pour une variante moins épicée)
Sel de mer

Instructions :
-Préparer les toasts : Faites griller les tranches de pain complet jusqu'à ce qu'elles soient dorées et croustillantes.

-Cuire les œufs : Faites bouillir de l'eau dans une casserole. Une fois l'eau frémissante, ajoutez délicatement les œufs et laissez-les cuire pendant 6 minutes pour des œufs mollets. Retirez-les ensuite et placez-les dans de l'eau froide pour stopper la cuisson.

-Préparer l'avocat : Pendant que les œufs cuisent, coupez l'avocat en deux, retirez le noyau, et écrasez la chair à la fourchette.

-Assaisonnez avec du sel de mer.
-Assembler les toasts : Étalez l'avocat écrasé sur les toasts grillés. Placez un œuf mollet sur chaque toast, puis saupoudrez légèrement de piment d'Espelette pour ajouter une touche de chaleur.

-Servir : Coupez chaque toast en deux et servez immédiatement pour un petit déjeuner riche en nutriments et en saveurs.

Déjeuner : Salade de Lentilles à l'Orange

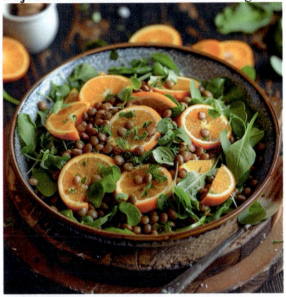

Ingrédients :
1 boîte (environ 250 g) de lentilles précuites, égouttées et rincées
1 grosse orange, pelée et coupée en segments
2 échalotes, finement hachées
Un petit bouquet de persil frais, haché
2 cuillères à soupe d'huile d'olive
1 cuillère à soupe de vinaigre balsamique
Sel et poivre au goût

Instructions :
-Dans un grand saladier, combinez les lentilles rincées et égouttées, les segments d'orange, les échalotes hachées et le persil.

-Préparer la vinaigrette : Dans un petit bol ou directement sur la salade, mélangez l'huile d'olive, le vinaigre balsamique, le sel et le poivre.

-Mélanger : Versez la vinaigrette sur la salade et mélangez délicatement pour que tous les ingrédients soient bien enrobés.

-Servir : Cette salade peut être servie immédiatement ou conservée au réfrigérateur pour être refroidie, selon votre préférence.

Dîner : Poulet Rôti aux Herbes et Courgettes Grillées

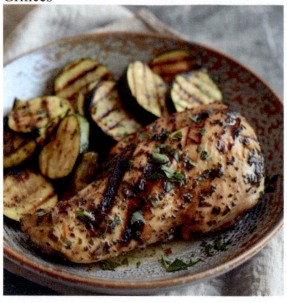

Ingrédients :
2 filets de poulet
2 courgettes, tranchées longitudinalement
2 gousses d'ail, émincées
1 cuillère à soupe de thym frais
1 cuillère à soupe de romarin frais
2 cuillères à soupe d'huile d'olive
Sel et poivre au goût

Instructions :
-Préchauffer le gril ou la poêle à griller : Mettez votre gril ou poêle à griller à chauffer à feu moyen-vif.

-Préparer le poulet : Si le poulet n'est pas pré-assaisonné, badigeonnez-le rapidement avec une cuillère à soupe d'huile d'olive et saupoudrez d'herbes de Provence, de sel et de poivre.

-Griller le poulet et les courgettes : Placez les filets de poulet et les tranches de courgettes sur le gril chaud. Laissez cuire le poulet pendant environ 3 minutes de chaque côté, ou jusqu'à ce qu'il soit bien doré et cuit à cœur.

-Les courgettes prendront environ 2 minutes de chaque côté pour être bien grillées.

-Servir : Servez le poulet et les courgettes immédiatement après la cuisson pour profiter de leur meilleure saveur et texture

Jours 4 :

Petit Déjeuner : Smoothie Bowl aux Fruits Rouges et Graines de Chia

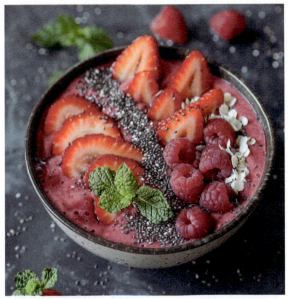

Ingrédients :
300 ml de lait de coco
200 g de fruits rouges mélangés (fraises, framboises)
2 cuillères à soupe de graines de chia
2 cuillères à soupe de noix de coco râpée pour garnir

Instructions :
-Préparer le smoothie : Dans un blender, combinez le lait de coco, les fruits rouges, et les graines de chia. Mixez jusqu'à obtenir une consistance lisse.

-Assembler le bowl : Versez le smoothie dans deux bols.

-Garnir : Saupoudrez chaque bowl avec la noix de coco râpée.

Déjeuner : Taco de Poisson Épicé

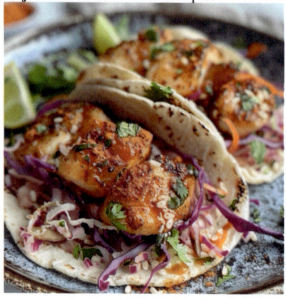

Ingrédients :
2 filets de poisson blanc (150 g chacun, comme du tilapia)
4 tortillas de maïs
100 g de chou rouge, émincé finement
1 avocat, tranché
1/2 bouquet de coriandre, hachée
1 lime, coupée en quartiers pour servir

Instructions :
-Cuire le poisson : Chauffez une poêle à griller à feu moyen. Assaisonnez les filets de poisson avec du sel, du poivre et un peu de piment en poudre. Grillez les filets pendant 2-3 minutes de chaque côté ou jusqu'à ce qu'ils soient bien cuits.

-Chauffer les tortillas : Chauffez-les tortillas dans une poêle sèche ou sur le gril pendant environ 30 secondes de chaque côté.

-Assembler les tacos : Sur chaque tortilla, placez un peu de chou rouge, des tranches d'avocat, et un filet de poisson émietté.
-Garnissez de coriandre fraîche.

-Servir : Accompagnez chaque portion de quartiers de lime pour ajouter un zest de fraîcheur juste avant de manger.

Dîner : Curry de Légumes Rapide

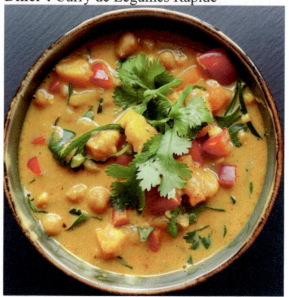

Ingrédients :
400 ml de lait de coco
200 g de poivrons mixtes (rouge, jaune), émincés
200 g de pois chiches égouttés (en conserve pour gagner du temps)
100 g d'épinards frais
2 cuillères à soupe de pâte de curry (rouge ou vert selon la préférence)
1/2 bouquet de coriandre, pour garnir

Instructions :

-Préparer le curry : Dans une grande poêle, chauffez la pâte de curry à feu moyen pendant environ 1 minute jusqu'à ce qu'elle devienne aromatique.

-Ajouter les légumes : Incorporez les poivrons et les pois chiches, mélangez bien pour les enrober de pâte de curry.

-Verser le lait de coco : Ajoutez le lait de coco et portez à ébullition. Réduisez le feu et laissez mijoter pendant 5 minutes.

-Incorporer les épinards : Ajoutez les épinards et laissez cuire jusqu'à ce qu'ils soient juste flétris (environ 1 minute).

-Servir : Garnissez avec de la coriandre fraîche hachée avant de servir pour un goût frais et herbeux.

Jours 5 :

Petit Déjeuner : Omelette aux Champignons et Épinards

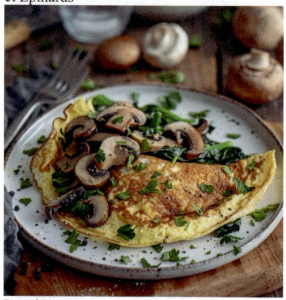

Ingrédients :
4 œufs
100 g de champignons frais, tranchés
100 g d'épinards frais
1 cuillère à soupe d'huile d'olive
Herbes de Provence (facultatif)
Sel et poivre au goût

Instructions :
-Préparer les légumes : Chauffez l'huile d'olive dans une poêle à feu moyen. Ajoutez

les champignons et sautez jusqu'à ce qu'ils soient dorés, environ 2-3 minutes.

-Ajoutez les épinards et remuez jusqu'à ce qu'ils soient flétris.

-Cuire l'omelette : Dans un bol, battez les œufs avec du sel, du poivre, et des herbes de Provence si utilisées. Versez les œufs battus sur les légumes dans la poêle.

-Laissez cuire sans remuer pendant environ 2 minutes ou jusqu'à ce que les bords commencent à prendre.

-Finaliser : Une fois que les bords de l'omelette sont pris mais que le centre est légèrement liquide, pliez l'omelette en deux et laissez cuire encore une minute.

-Servir : Servez chaud directement de la poêle à l'assiette.

Déjeuner : Bowl de Riz Sauvage et Poulet Grillé

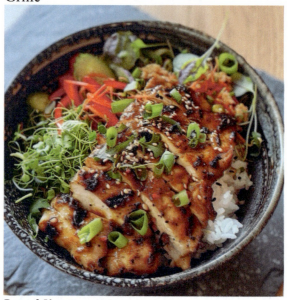

Ingrédients :
200 g de riz sauvage, cuit
2 filets de poulet
1 avocat, tranché
100 g de tomates cerises, coupées en deux
1 cuillère à soupe de basilic frais, haché
Jus de 1 citron
2 cuillères à soupe d'huile d'olive
Sel et poivre au goût

Instructions :
-Préparer le poulet : Préchauffez le grill ou une poêle à griller. Assaisonnez les filets de

poulet avec du sel, du poivre, et un peu d'huile d'olive. Grillez chaque côté pendant 3 minutes ou jusqu'à ce que le poulet soit bien cuit.

-Assembler le bowl : Répartissez le riz sauvage cuit dans deux bols. Ajoutez le poulet grillé tranché, les tranches d'avocat, et les tomates cerises.

-Assaisonner : Arrosez de jus de citron et d'un filet d'huile d'olive. Garnissez de basilic frais.

-Servir : Dégustez immédiatement pour un déjeuner nourrissant et complet.

Dîner : Filets de Merlu citronnées avec tomates

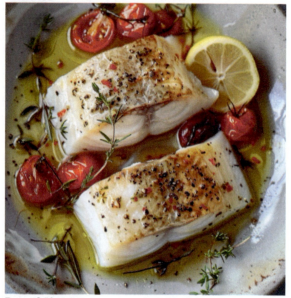

Ingrédients :
2 filets de merlu (environ 150 g chacun)
1 citron, tranché finement
1 cuillère à soupe d'huile d'olive
Sel et poivre au goût
Un peu de thym frais ou séché

Instructions :
-Préchauffer la poêle ou le gril : Mettez votre poêle ou gril à chauffer à feu moyen-vif.

- Assaisonner le poisson : Pendant que la poêle chauffe, assaisonnez les filets de merlu avec du sel, du poivre, et un peu de thym.

- Cuire le merlu : Huilez légèrement la poêle avec la moitié de l'huile d'olive. Placez les filets dans la poêle et faites-les cuire pendant environ 2 minutes de chaque côté, ou jusqu'à ce que le poisson soit opaque et se détache facilement à la fourchette.

- Ajouter le citron : Dans les dernières minutes de cuisson, ajoutez les tranches de citron autour des filets pour qu'elles chauffent et libèrent un peu de leur jus.

- Servir : Servez immédiatement les filets de merlu avec les tranches de citron chaudes dessus pour un dîner rapide, élégant et savoureux.

Jours 6 :

Petit Déjeuner : Pancakes à la Banane et Noix

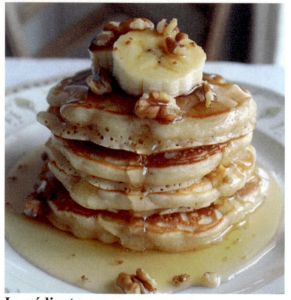

Ingrédients :
2 bananes mûres
4 œufs
1/2 tasse de noix hachées
1/2 cuillère à café de cannelle
1 cuillère à soupe de miel pour servir (optionnel)

Instructions :
-Préparer la pâte : Écrasez les bananes dans un bol jusqu'à obtenir une consistance lisse.

Incorporez les œufs battus pour former une pâte homogène.

-Ajouter les noix et la cannelle : Intégrez les noix hachées et la cannelle à la pâte et mélangez bien.

-Cuire les pancakes : Chauffez une poêle antiadhésive à feu moyen et versez de petites louches de pâte pour former des pancakes.

-Faites cuire environ 2 minutes de chaque côté ou jusqu'à ce qu'ils soient dorés.

-Servir : Servez chaud avec un filet de miel si désiré.

Déjeuner : Taboulé de Chou-Fleur

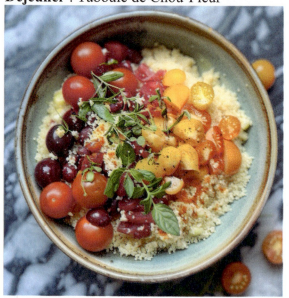

Ingrédients :
1 tête de chou-fleur, râpée pour simuler des grains de couscous
1 concombre, coupé en dés
1 poignée de tomates cerises, coupées en deux
1/2 bouquet de persil frais, haché
Jus de 1 citron
2 cuillères à soupe d'huile d'olive
Sel et poivre au goût

Instructions :

-Préparer le chou-fleur : Râpez le chou-fleur à l'aide d'une râpe ou d'un robot culinaire jusqu'à ce qu'il ait la taille de grains de couscous.

-Mélanger les ingrédients : Dans un saladier, combinez le chou-fleur râpé, les dés de concombre, les tomates cerises, et le persil.

-Assaisonner : Assaisonnez avec le jus de citron, l'huile d'olive, le sel et le poivre. Mélangez bien.

-Servir : Laissez reposer au réfrigérateur pendant au moins 10 minutes avant de servir pour permettre aux saveurs de se mélanger.

Dîner : Boulettes de Dinde et Sauce Tomate Maison

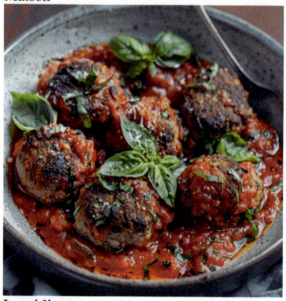

Ingrédients :
300 g de dinde hachée
200 g de tomates concassées (en conserve ou fraîches)
1 oignon, finement haché
1 gousse d'ail, émincée
1 cuillère à café de basilic frais, haché
2 cuillères à soupe d'huile d'olive
Sel et poivre au goût

Instructions :
-Préparer les boulettes : Dans un bol, mélangez la dinde hachée avec la moitié de

l'oignon haché, du sel et du poivre. Formez de petites boulettes.

-Cuire les boulettes : Chauffez une cuillère à soupe d'huile d'olive dans une poêle à feu moyen. Ajoutez les boulettes et faites-les dorer de tous les côtés.

-Préparer la sauce : Dans une autre poêle, chauffez la cuillère à soupe d'huile restante. Faites revenir l'autre moitié de l'oignon et l'ail jusqu'à ce qu'ils soient translucides.

-Ajoutez les tomates concassées et le basilic. Laissez mijoter jusqu'à épaississement de la sauce.

-Combiner et servir : Ajoutez les boulettes cuites à la sauce tomate, couvrez et laissez mijoter pendant 3-4 minutes. Servez chaud.

Jours 7 :

Petit Déjeuner : Crêpes Légères au Sarrasin et Compote de Pommes

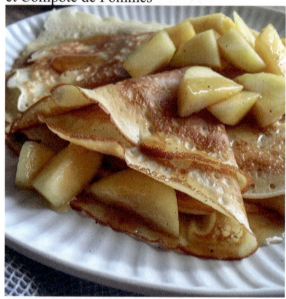

Ingrédients :
100 g de farine de sarrasin
300 ml de lait d'amande
2 pommes, pelées et coupées en dés
1 cuillère à café de cannelle
1 cuillère à soupe de miel (optionnel pour sucrer la compote)

Instructions :
-Préparer la compote : Dans une casserole à feu moyen, combinez les pommes, la

cannelle et un petit fond d'eau. Couvrez et laissez cuire pendant environ 5 minutes ou jusqu'à ce que les pommes soient tendres. Écrasez légèrement pour obtenir une compote.

- Ajoutez du miel pour sucrer si désiré.

-Faire la pâte à crêpes : Dans un bol, mélangez la farine de sarrasin avec le lait d'amande jusqu'à obtenir une pâte lisse.

-Cuire les crêpes : Chauffez une poêle antiadhésive à feu moyen. Versez une louche de pâte et cuisez pendant environ 2 minutes de chaque côté ou jusqu'à ce que les bords se soulèvent facilement.

-Répétez pour le reste de la pâte.

-Servir : Servez les crêpes chaudes avec une généreuse portion de compote de pommes sur le dessus.

Déjeuner : Salade Niçoise Réinventée

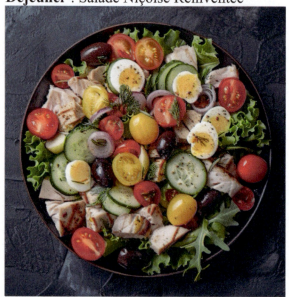

Ingrédients :
1 boîte de thon au naturel (environ 150 g)
200 g de haricots verts, équeutés et blanchis
2 œufs durs, coupés en quartiers
100 g de tomates cerises, coupées en deux
50 g d'olives noires
Jus de 1 citron
2 cuillères à soupe d'huile d'olive
Sel et poivre au goût

Instructions :
-Préparer les ingrédients : Blanchissez les haricots verts dans de l'eau bouillante salée

pendant 2 minutes, puis rincez à l'eau froide pour arrêter la cuisson.

-Assemblage : Dans un grand saladier, combinez le thon émietté, les haricots verts, les œufs durs, les tomates cerises et les olives noires.

-Assaisonner : Arrosez la salade avec le jus de citron et l'huile d'olive. Salez et poivrez selon votre goût. Mélangez délicatement pour enrober tous les ingrédients.

-Servir : Répartissez la salade dans des assiettes et servez frais.

Dîner : Quinoa aux Champignons

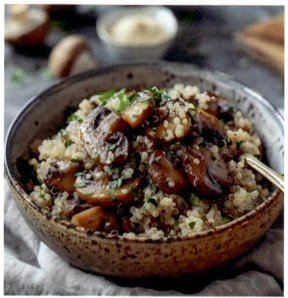

Ingrédients :
200 g de quinoa pré-cuit (utilisez du quinoa en sachet prêt à l'emploi pour une préparation rapide)
200 g de champignons, tranchés
1 oignon, finement haché
250 ml de bouillon de légumes (préparé à l'avance ou utiliser du bouillon en cube dissout dans de l'eau chaude)
50 g de parmesan râpé (facultatif pour garnir)
2 cuillères à soupe de persil haché
2 cuillères à soupe d'huile d'olive

Sel et poivre au goût

Instructions :
-Sauter les champignons et l'oignon : Dans une poêle large à feu moyen, chauffez l'huile d'olive. Ajoutez l'oignon et les champignons tranchés.

- Faites sauter rapidement jusqu'à ce que les oignons soient translucides et les champignons légèrement dorés, environ 3 minutes.

-Ajouter le quinoa : Incorporez le quinoa pré-cuit dans la poêle avec les champignons et les oignons. Remuez pour bien mélanger les ingrédients.

-Verser le bouillon : Ajoutez le bouillon de légumes chaud au mélange de quinoa.

-Laissez mijoter pendant environ 2-3 minutes, juste assez pour que le quinoa soit bien chaud et que les saveurs se mélangent.

-Assaisonner et garnir : Assaisonnez avec du sel et du poivre selon votre goût. Hors du feu, ajoutez le persil haché (et le parmesan si utilisé), et mélangez bien.

-Servir : Servez le quinoa aux champignons immédiatement, garni de persil frais et de parmesan supplémentaire si désiré.

Liste de course

Produits Frais

Légumes et Fruits :
Épinards frais: 4 poignées
Bananes: 4
Concombres: 2 moyens
Tomates cerises: 40
Asperges: 400 g (remplacés par des pois gourmands si évités)
Avocats: 7
Citrons: 7
Oranges: 2
Courgettes: 4 moyennes
Laitue: 2 têtes
Champignons: 200 g
Pommes: 4
Pommes de terre: 400 g (pour le curry si désiré)
Poivrons (rouge, jaune): 400 g
Herbes et Aromates :
Ail: 4 gousses
Basilic frais: 2 bouquets
Persil frais: 2 bouquets
Thym frais: 1 bouquet
Romarin frais: 1 bouquet

Coriandre fraîche: 2 bouquets

Protéines
Viandes et Poissons :
Filets de saumon: 4 (150 g chacun)
Blancs de poulet: 800 g
Steaks de thon: 2 (150 g chacun)
Filets de poulet: 4 (pour les jours 3 et 5)
Filets de merlu: 4 (150 g chacun)
Dinde hachée: 300 g (pour les boulettes)
Filets de truite: 4 (pour le jour 11 substitution)
Œufs: 14

Produits Laitiers
Feta: 200 g
Parmesan: 50 g (si inclus dans les recettes)

Épicerie
Céréales et Bases :
Pain complet: 1 paquet
Tortillas de blé complet ou maïs: 8
Quinoa: 200 g (si non exclu, remplacé par du riz ou autre base si évité)
Riz sauvage: 200 g (pour le bowl de riz sauvage et poulet)
Sarrasin: 100 g
Farine de sarrasin: 100 g (pour les crêpes)
Huiles et Condiments :
Huile d'olive: 200 ml
Vinaigre balsamique: 50 ml

Miel: selon besoin
Sirop d'érable: selon besoin

Conserves et Divers :

Lait de coco: 800 ml
Tomates concassées: 400 g
Pois chiches en conserve: 200 g
Olives noires: 100 g
Câpres: 50 g
Bouillon de légumes: 1 litre

Boissons
Autres :
Lait d'amande: 1 litre
Snacks et Extras
Nuts et Seeds :
Graines de chia: 50 g
Noix de coco râpée: 50 g
Noix ou amandes: 100 g

Semaine 2

Jour 8 :

Petit Déjeuner : Omelette aux fines herbes
Déjeuner : Salade de pois chiches et avocat
Dîner : Tilapia grillé avec salsa de mangue

Jour 9 :

Petit Déjeuner : Fromage blanc avec compote de pêches
Déjeuner : Salade de poulet à la grecque
Dîner : Brochettes de dinde aux poivrons

Jour 10 :

Petit Déjeuner : Crêpes au yaourt et fruits rouges
Déjeuner : Tartine de saumon fumé et fromage frais
Dîner : Filets de sole en papillote avec tomates et olives

Jour 11 :

Petit Déjeuner : Smoothie de fruits exotiques (mangue, ananas)
Déjeuner : Salade Méditerranéenne de Lentilles

Dîner : curry de pois chiches

Jour 12 :

Petit Déjeuner : Omelette aux tomates et basilic
Déjeuner : Carpaccio de bœuf à la roquette
Dîner : Pâtes aux crevettes et pesto de roquette

Jour 13 :

Petit Déjeuner : Galettes de patate douce
Déjeuner : Salade Caprese avec mozzarella, tomates et basilic
Dîner : Chili de bœuf express sans haricots

Jour 14 :

Petit Déjeuner : Toasts à la ricotta et à la figue
Déjeuner : Salade méditerranéenne avec maquereau
Dîner : Crevettes sautées à l'ail et au persil sur lit de riz aux herbes

Jours 8 :

Petit Déjeuner : Omelette aux fines herbes

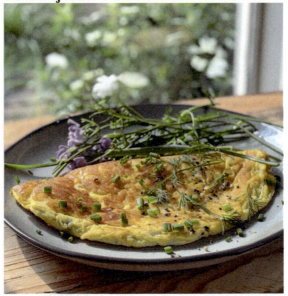

Ingrédients :
4 œufs,
mix de fines herbes (ciboulette, persil)
2 cuillères à café de beurre.
Sel
poivre

Instructions :
-Battez les œufs avec les herbes, sel et poivre.

-Faites fondre le beurre dans une poêle et versez les œufs.

-Cuisez à feu moyen jusqu'à ce que l'omelette soit prise.

-Servez chaude.

Déjeuner : Salade de pois chiches et avocat

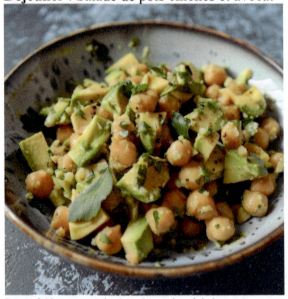

Ingrédients : 1 boîte de pois chiches, 1 avocat, jus de 1 citron, 2 cuillères à soupe d'huile d'olive, sel, poivre.

Instructions :
-Égouttez les pois chiches

-mélangez avec l'avocat coupé en dés, jus de citron, huile d'olive, sel et poivre.

Dîner : Tilapia grillé avec salsa de mangue

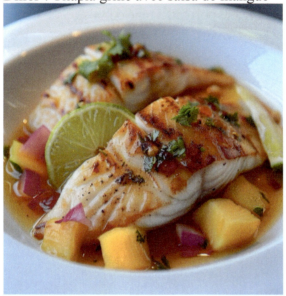

Ingrédients :
2 filets de tilapia
1 mangue
1 petit oignon rouge
Jus de citron
 Coriandre
1 cuillère à soupe d'huile d'olive.

Instructions :
-Grillez les filets de tilapia dans une poêle avec de l'huile d'olive.

-Pour la salsa, mélangez la mangue en dés, l'oignon haché, le jus de citron et la coriandre hachée.

-Servez le poisson nappé de salsa.

Jours 9 :

Petit Déjeuner : Fromage blanc avec compote de pêches

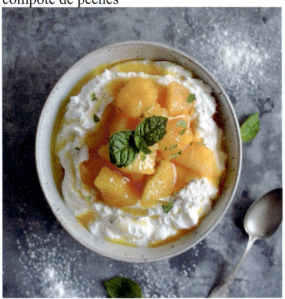

Ingrédients :
200 g de fromage blanc
2 pêches fraîches ou en conserve (sans sirop ajouté)
1 cuillère à soupe de miel
1 pincée de cannelle

Instructions :
-Préparer les pêches : Si vous utilisez des pêches fraîches, lavez, pelez et coupez-les en petits dés. Si vous utilisez des pêches en

conserve, égouttez-les et coupez-les si nécessaire.

-Compoter les pêches : Placez les pêches dans une petite casserole avec un peu d'eau (juste assez pour couvrir le fond de la casserole) et la cannelle.

-Laissez compoter à feu moyen pendant environ 5 minutes, jusqu'à ce que les pêches soient tendres.

-Assembler : Servez le fromage blanc dans des bols, surmontez de la compote de pêches chaude et arrosez de miel.

Déjeuner : Salade de poulet à la grecque

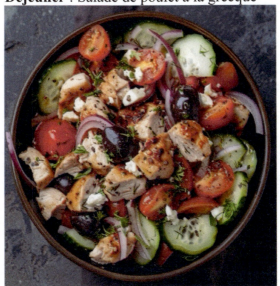

Ingrédients :
200 g de poulet cuit, tranché ou en dés
1 concombre moyen, coupé en dés
100 g de tomates cerises, coupées en deux
50 g de feta, émiettée
Jus de 1 citron
2 cuillères à soupe d'huile d'olive

Instructions :

-Préparer la salade : Dans un grand bol, combinez le poulet, le concombre, les tomates cerises, et la feta.

-Assaisonner : Arrosez le tout avec le jus de citron et l'huile d'olive. Assaisonnez avec du sel et du poivre selon votre goût.

-Mélanger et servir : Mélangez bien tous les ingrédients jusqu'à ce que la salade soit uniformément enrobée. Servez frais.

Dîner : Brochettes de dinde aux poivrons

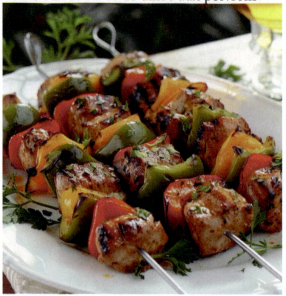

Ingrédients :
200 g de dinde en cubes
1 poivron rouge, coupé en morceaux
1 poivron jaune, coupé en morceaux
1 cuillère à soupe d'huile d'olive
1 cuillère à café de paprika

Sel et poivre au goût

Instructions :

-Préparer les brochettes : Sur des brochettes (si en métal, préalablement chauffées ; si en bois, trempées dans l'eau), alternez les morceaux de dinde et de poivron.
-Assaisonner : Badigeonnez les brochettes avec de l'huile d'olive et saupoudrez de paprika, de sel et de poivre.

-Griller : Faites griller les brochettes sur un grill ou une poêle-grill à feu moyen pendant environ 3-4 minutes de chaque côté, ou jusqu'à ce que la dinde soit bien cuite et les poivrons légèrement carbonisés.

-Servir : Servez chaud, accompagné de quartiers de citron pour un supplément de saveur.

Jours 10 :

Petit Déjeuner : Yaourt Grec avec Miel et Noix

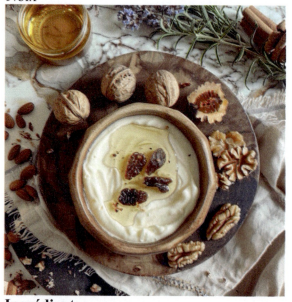

Ingrédients :
200 g de yaourt grec
2 cuillères à soupe de miel
30 g de noix, hachées grossièrement
1 pincée de cannelle (optionnelle)

Instructions :
-Assemblage : Distribuez le yaourt grec dans deux bols.

-Ajouter les toppings : Arrosez chaque portion de yaourt avec du miel. Saupoudrez de noix hachées et, si désiré, d'une pincée de cannelle pour une touche épicée.

-Servir : Dégustez immédiatement pour un petit déjeuner riche en protéines, parfait pour commencer la journée.

Déjeuner : Salade de Brocoli et Flétan

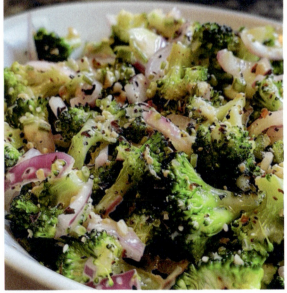

Ingrédients :
200 g de filet de flétan
300 g de brocoli, coupé en petits bouquets
1 citron (jus et zeste)
2 cuillères à soupe d'huile d'olive

Sel et poivre au goût
2 cuillères à soupe d'amandes effilées (optionnelles)

Instructions :

-Cuire le flétan : Faites griller le flétan dans une poêle avec un peu d'huile d'olive, environ 3 minutes de chaque côté, jusqu'à ce qu'il soit cuit et légèrement doré.

-Préparer le brocoli : Faites cuire à la vapeur ou faites bouillir le brocoli pendant environ 3 à 4 minutes jusqu'à ce qu'il soit tendre mais encore croquant.

-Assemblage de la salade : Mélangez le brocoli et le flétan émietté dans un saladier.

-Arrosez avec le jus de citron et un filet d'huile d'olive.

-Ajoutez du sel, du poivre et le zeste de citron pour rehausser les saveurs.

-Ajouter les amandes : Garnissez de amandes effilées pour une touche croquante.

-Servir : Servez cette salade tiède ou froide, selon votre préférence.

Dîner : Spaghetti de Courgette aux Crevettes

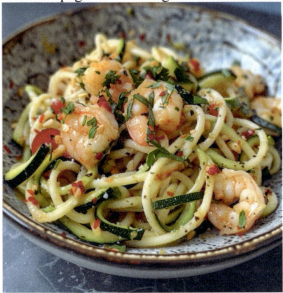

Ingrédients :
2 courgettes moyennes, spiralées ou coupées en juliennes
200 g de crevettes décortiquées et nettoyées
2 gousses d'ail, finement hachées
1 cuillère à soupe d'huile d'olive
1 piment rouge frais, haché (facultatif pour ajouter de la chaleur)
Sel et poivre au goût

Instructions :

-Préparer les crevettes : Dans une grande poêle, chauffez l'huile d'olive à feu moyen.

Ajoutez l'ail et, si utilisé, le piment rouge. ----Faites sauter brièvement jusqu'à ce que l'ail soit parfumé.

-Cuire les crevettes : Ajoutez les crevettes et faites-les cuire jusqu'à ce qu'elles deviennent roses et opaques, environ 2-3 minutes de chaque côté.

-Ajouter les spaghettis de courgette : Incorporez les spaghettis de courgette à la poêle avec les crevettes, et faites sauter le tout pendant 2-3 minutes, juste assez pour que les courgettes soient tendres mais encore croquantes.

-Assaisonner : Salez et poivrez selon votre goût.

-Servir : Servez chaud, avec un filet supplémentaire d'huile d'olive si désiré pour un dîner léger mais satisfaisant.

Jours 11 :

Petit Déjeuner : Smoothie de Fruits Exotiques (Mangue, Ananas)

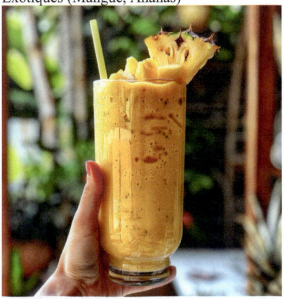

Ingrédients :
1 mangue, pelée et coupée en dés
1/2 ananas, pelé et coupé en dés
200 ml de lait de coco
1 cuillère à soupe de miel (optionnel)

Instructions :

-Préparation : Dans un blender, combinez la mangue, l'ananas, et le lait de coco.

-Mixer : Blend jusqu'à ce que le mélange soit lisse. Si vous préférez un smoothie plus sucré, ajoutez une cuillère à soupe de miel.

-Servir : Versez le smoothie dans des verres et servez immédiatement

Déjeuner - Salade Méditerranéenne de Lentilles

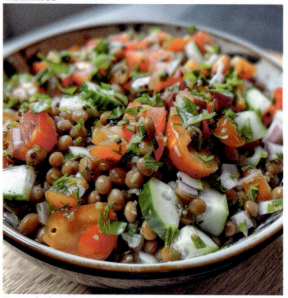

Ingrédients :
200 g de lentilles pré-cuites (en conserve, rincées et égouttées)
100 g de tomates cerises, coupées en deux
1 concombre moyen, coupé en dés
50 g de feta, émiettée

2 cuillères à soupe d'huile d'olive
Jus de 1 citron
Sel et poivre au goût

Instructions :
-Assemblage de la salade : Dans un grand saladier, combinez les lentilles, les tomates cerises, le concombre coupé, et la feta émiettée.

-Assaisonner : Arrosez la salade avec l'huile d'olive et le jus de citron. Ajoutez du sel et du poivre selon votre goût.

-Mélanger : Remuez bien tous les ingrédients pour qu'ils soient uniformément enrobés avec l'assaisonnement.

Dîner : Curry de Pois Chiches

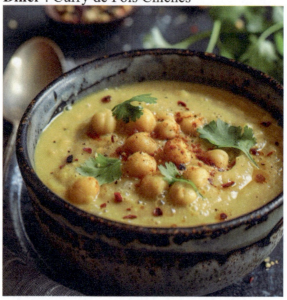

Ingrédients :
400 g de pois chiches égouttés et rincés
200 ml de lait de coco
2 cuillères à café de pâte de curry
1 gros oignon, finement haché
2 cuillères à soupe d'huile d'olive
Sel et poivre au goût

Instructions :

-Sauter l'oignon : Dans une grande poêle ou un wok, chauffez l'huile d'olive à feu moyen.

-Ajoutez l'oignon haché et faites sauter jusqu'à ce qu'il soit transparent et légèrement doré.

-Ajouter les pois chiches et la pâte de curry : Incorporez les pois chiches et la pâte de curry, en mélangeant bien pour que les pois chiches soient entièrement enrobés.

-Verser le lait de coco : Ajoutez le lait de coco, remuez et laissez mijoter pendant environ 5 minutes, jusqu'à ce que le tout soit chaud et que les saveurs se soient bien mélangées.

-Assaisonner : Salez et poivrez selon votre goût.

Jours 12 :

Petit Déjeuner : Omelette aux Tomates et Basilic

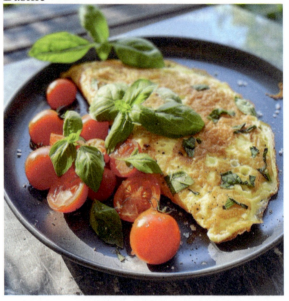

Ingrédients :
2 œufs
1 petite tomate, coupée en dés
Quelques feuilles de basilic frais, hachées
1 cuillère à soupe de fromage feta, émietté
1 cuillère à café d'huile d'olive
Sel et poivre au goût

Instructions :
-Battre les œufs : Dans un bol, battez les œufs avec du sel et du poivre.

-Cuire l'omelette : Chauffez l'huile d'olive dans une poêle à feu moyen. Versez les œufs battus dans la poêle et laissez-les cuire pendant une minute sans remuer.

-Ajouter les garnitures : Dispersez uniformément les dés de tomate et le basilic haché sur l'omelette. Saupoudrez de fromage feta émietté sur le dessus.

-Finir la cuisson : Laissez cuire jusqu'à ce que les œufs soient pris mais encore légèrement baveux au centre. Pliez l'omelette en deux et laissez cuire encore une minute.

Déjeuner : Carpaccio de Bœuf à la Roquette

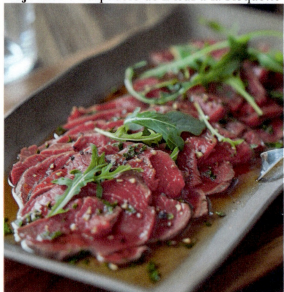

Ingrédients : Tranches de bœuf très fines, roquette, parmesan, huile d'olive, jus de citron, sel et poivre.

Instructions :
-Préparer le bœuf : Disposez les tranches de bœuf très fines sur une assiette.

-Assaisonner : Arrosez le bœuf avec un peu d'huile d'olive et de jus de citron. Salez et poivrez généreusement.

-Ajouter la roquette et le parmesan : Garnissez avec de la roquette fraîche et des copeaux de parmesan.

Dîner : Pâtes aux Crevettes et Pesto de Roquette

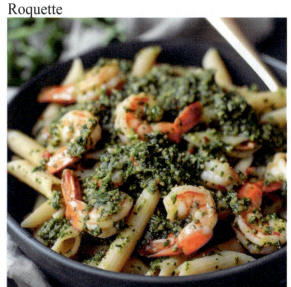

Ingrédients : Pâtes, crevettes, roquette, ail, huile d'olive, parmesan.

Instructions :
-Cuire les pâtes : Faites cuire les pâtes selon les instructions du paquet.
-Préparer le pesto : Dans un mixeur, combinez la roquette, l'ail, l'huile d'olive et le

parmesan. Mixez jusqu'à obtenir une consistance de pesto.

-Cuire les crevettes : Faites sauter rapidement les crevettes dans un peu d'huile d'olive jusqu'à ce qu'elles soient roses.

-Assembler le plat : Égouttez les pâtes et mélangez avec le pesto de roquette. Ajoutez les crevettes et mélangez bien.

-Servir : Servez les pâtes chaudes, garnies d'un peu plus de parmesan si désiré.

Jours 13 :

Petit Déjeuner : Galettes de Patate Douce

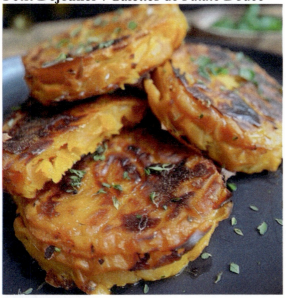

Ingrédients :
1 grande patate douce, râpée
2 œufs
2 cuillères à soupe de farine de votre choix (peut être de blé ou une alternative sans gluten)
1/4 cuillère à café de sel
Huile d'olive pour la cuisson
1/4 cuillère à café de poivre noir

Instructions :

-Mélanger les ingrédients : Dans un grand bol, combinez la patate douce râpée, les œufs, la farine, le sel et le poivre. Mélangez jusqu'à obtenir une pâte homogène.

-Cuire les galettes : Chauffez un peu d'huile d'olive dans une poêle à feu moyen. Déposez des cuillerées de pâte dans la poêle et aplatissez-les légèrement pour former des galettes.

-Dorer des deux côtés : Faites cuire chaque galette environ 2-3 minutes de chaque côté ou jusqu'à ce qu'elles soient dorées et croustillantes.

-Servir : Servez chaud, accompagnées si désiré d'une petite salade ou de fruits frais.

Déjeuner : Salade Caprese avec Mozzarella, Tomates et Basilic

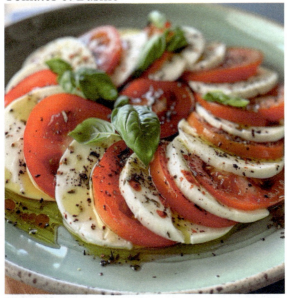

Ingrédients :
200 g de mozzarella fraîche, tranchée
2 grandes tomates, tranchées
Feuilles de basilic frais
2 cuillères à soupe d'huile d'olive extra vierge
Sel et poivre au goût
Réduction de balsamique (facultatif)

Instructions :
-Assembler la salade : Alternez les tranches de mozzarella et de tomates sur une assiette.

-Insérez des feuilles de basilic entre les tranches.

-Assaisonner : Arrosez d'huile d'olive, salez et poivrez au goût.

-Ajouter un peu de réduction de balsamique sur le dessus pour une touche de douceur.

Dîner : Chili de Bœuf Express Sans Haricots

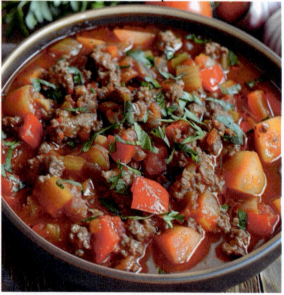

Ingrédients :
300 g de bœuf haché
1 oignon moyen, haché
1 poivron rouge, haché
2 cuillères à soupe de poudre de chili

400 g de tomates concassées en conserve
Sel et poivre au goût

Instructions :
-Sauter l'oignon et le poivron : Dans une grande poêle, chauffez un peu d'huile et faites sauter l'oignon et le poivron jusqu'à ce qu'ils soient tendres.

-Ajouter le bœuf : Incorporez le bœuf haché et faites-le cuire jusqu'à ce qu'il soit bien doré.

-Assaisonner : Ajoutez la poudre de chili, le sel et le poivre. Mélangez bien.

-Incorporer les tomates : Versez les tomates concassées, mélangez et laissez mijoter pendant environ 5 minutes pour que les saveurs se combinent.

Jours 14 :

Petit Déjeuner : Toasts à la Ricotta et à la Figue

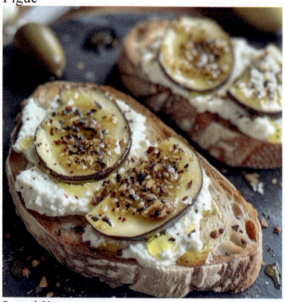

Ingrédients :
Pain complet (2 tranches)
Ricotta (4 cuillères à soupe)
Figue fraîche (1 grande, tranchée)
Miel (2 cuillères à café)
Huile d'olive (pour badigeonner)
Sel et poivre (une pincée)

Instructions :
-Préparer les toasts : Faites griller les tranches de pain complet jusqu'à ce qu'elles soient dorées.

-Assemblage : Étalez généreusement de la ricotta sur chaque tranche de pain grillé. Garnir : Disposez les tranches de figue sur la ricotta. Arrosez légèrement de miel.

-Assaisonner : Ajoutez une pincée de sel et un peu de poivre noir moulu pour rehausser les saveurs.

-Servir : Dégustez immédiatement pour profiter des toasts tant qu'ils sont encore chauds et croustillants.

Déjeuner : Salade Méditerranéenne avec Maquereau

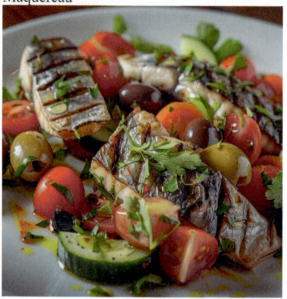

Ingrédients :
Maquereau en conserve (200 g, égoutté)
Tomates cerises (100 g, coupées en deux)
Concombre (1 petit, coupé en dés)
Olives noires (50 g, dénoyautées)
Jus de citron (de 1 citron)
Huile d'olive (2 cuillères à soupe)

Instructions :
-Préparer la salade : Dans un grand bol, combinez les tomates cerises, le concombre coupé, et les olives noires.

-Ajouter le maquereau : Émiettez le maquereau sur la salade.

-Assaisonner : Arrosez le tout avec le jus de citron et l'huile d'olive. Mélangez bien pour que tous les ingrédients soient enrobés.

Dîner : Crevettes Sautées à l'Ail et au Persil sur Lit de Riz aux Herbes

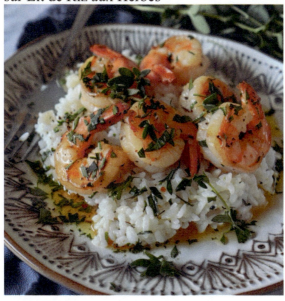

Ingrédients :
Crevettes décortiquées (200 g)
Ail (2 gousses, hachées)
Persil frais (haché, 2 cuillères à soupe)
Riz basmati (150 g, cuit selon les instructions du paquet)
Huile d'olive (2 cuillères à soupe)
Sel et poivre (au goût)

-Instructions :

-Préparer le riz : Faites cuire le riz basmati comme indiqué sur l'emballage, avec un peu de sel.

-Sauter les crevettes : Dans une poêle, chauffez l'huile d'olive à feu moyen. Ajoutez l'ail haché et sautez rapidement avant d'ajouter les crevettes. Laissez cuire jusqu'à ce qu'elles soient roses et bien cuites, environ 3-4 minutes.

-Assaisonner : Ajoutez le persil frais haché, salez et poivrez. Mélangez bien pour enrober les crevettes.

-Servir : Disposez le riz chaud dans des assiettes, surmontez avec les crevettes sautées à l'ail et au persil.

Liste de course

Produits Frais
Fruits et Légumes :
Mangues : 2
Ananas : 1
Pommes vertes : 2
Tomates cerises : 300 g
Concombres : 2
Poivrons rouges : 2
Poivrons jaunes : 1
Citrons : 4
Courgettes : 2
Roquette : 200 g
Basilic frais : 1 bouquet
Persil frais : 1 bouquet
Figue fraîche : 1 grande
Chou rouge : 1 petit
Ail : 1 tête

Herbes, Épices et Condiments :
Huile d'olive
Vinaigre balsamique (facultatif pour la réduction)
Sel et poivre
Paprika

Protéines
Viandes et Poissons :
Filets de tilapia : 4
Crevettes décortiquées : 400 g

Filets de sole : 4
Poulet grillé tranché : 400 g
Maquereau en conserve : 2 boîtes
Dinde hachée : 300 g
Bœuf haché : 300 g

Produits Laitiers
Fromage et Produits Laitiers :
Fromage blanc : 400 g
Mozzarella fraîche : 200 g
Fromage feta : 100 g
Ricotta : 100 g
Parmesan râpé : 100 g

Épicerie
Pâtes, Riz et Pain :
Tortillas de blé : 4
Pain complet : 1 paquet
Muffins anglais : 4
Riz basmati : 300 g
Pâtes (type au choix) : 200 g

Conserves et Divers :
Pois chiches en conserve : 2 boîtes (400 g chacune)
Tomates concassées en conserve : 800 g
Lait de coco : 400 ml
Sauce Caesar légère : 1 petit pot

Autres :
Œufs : 12
Miel : 1 petit pot
Farine (pour les crêpes si utilisé) : 100 g

Semaine 3 :

Jour 15

Petit Déjeuner : Bol de fromage cottage aux kiwis
Déjeuner : Salade de riz noir à la feta et aux herbes
Dîner : Saumon grillé avec asperges et sauce citronnée

Jour 16

Petit Déjeuner : Smoothie à la banane et au cacao
Déjeuner : Club sandwich au poulet et avocat
Dîner : Tagliatelles aux épinards et champignons

Jour 17

Petit Déjeuner : Pancakes aux myrtilles
Déjeuner : Bowl de quinoa aux légumes grillés
Dîner : Filet mignon de porc aux pommes et oignons

Jour 18

Petit Déjeuner : Oeufs brouillés aux tomates cerises et basilic
Déjeuner : Wrap de dinde, cranberry et roquette
Dîner : Crevettes à l'ail avec purée de patate douce

Jour 19

Petit Déjeuner : Granola maison avec yaourt et miel
Déjeuner : Salade César de tofu
Dîner : Poulet rôti au thym et citron avec courgettes grillées

Jour 20

Petit Déjeuner : Porridge aux pommes et cannelle
Déjeuner : Salade grecque avec orzo et olives
Dîner : Filets de bar à la méditerranéenne

Jour 21

Petit Déjeuner : Toasts à l'avocat avec œufs pochés

Déjeuner : Bowl méditerranéen aux pois chiches et tzatziki
Dîner : Risotto aux champignons et parmesan

Jours 15 :

Petit Déjeuner : Bol de Fromage Cottage aux Kiwis

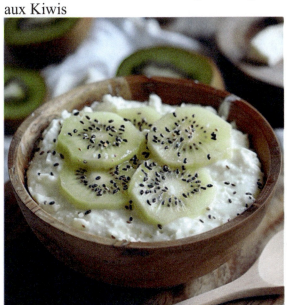

Ingrédients :
200 g de fromage cottage
2 kiwis, pelés et tranchés
1 cuillère à soupe de miel
1 pincée de graines de chia (optionnel)

Instructions :
-Préparer les fruits : Tranchez les kiwis pelés en rondelles ou en demi-lunes.

-Assembler le bol : Placez le fromage cottage dans un bol. Disposez les tranches de kiwi sur le dessus.

-Ajouter le miel sur le fromage cottage et les kiwis.

-Garnir : Saupoudrez de graines de chia pour un ajout de texture et de nutriments, si désiré.

Déjeuner : Salade de Riz Noir à la Feta et aux Herbes

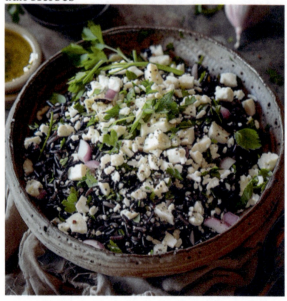

Ingrédients :
200 g de riz noir, cuit selon les instructions du paquet
100 g de feta, émiettée
1 poignée de persil frais, haché
1 poignée de menthe fraîche, hachée
2 cuillères à soupe d'huile d'olive
Jus de 1 citron

Instructions :
-Préparer le riz : Cuisez le riz noir comme indiqué, laissez-le refroidir un peu.

-Mélanger les ingrédients : Dans un grand saladier, combinez le riz noir refroidi, la feta émiettée, le persil et la menthe.

-Assaisonner : Arrosez le tout avec l'huile d'olive et le jus de citron. Mélangez bien pour que la salade soit uniformément enrobée.

Dîner : Saumon Grillé avec Asperges et Sauce Citronnée

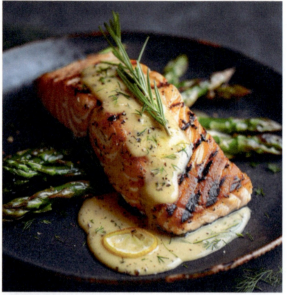

Ingrédients :
2 filets de saumon
200 g d'asperges, extrémités enlevées
2 cuillères à soupe d'huile d'olive
Jus et zeste de 1 citron
Sel et poivre au goût

Instructions :
-Préparer le saumon et les asperges : Assaisonnez les filets de saumon et les asperges avec du sel, du poivre, et un peu d'huile d'olive.

-Griller : Faites griller le saumon et les asperges sur un grill ou dans une poêle à griller à feu moyen-élevé, environ 3-4 minutes de chaque côté, selon l'épaisseur.

-Préparer la sauce : Dans un petit bol, mélangez le jus et le zeste de citron avec le reste de l'huile d'olive.

-Servir : Disposez le saumon et les asperges sur des assiettes, arrosez de la sauce citronnée, et servez immédiatement.

Jours 16 :

Petit Déjeuner : Smoothie à la Banane et au Cacao

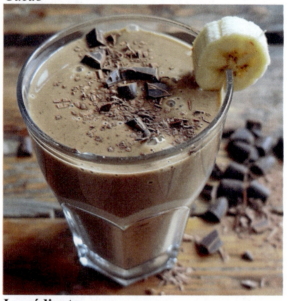

Ingrédients :
2 bananes mûres
2 cuillères à soupe de cacao en poudre
200 ml de lait d'amande (ou autre lait au choix)
1 cuillère à soupe de miel (optionnel pour sucrer)
1 pincée de cannelle (optionnel)

Instructions :
-Préparer le smoothie : Dans un blender, placez les bananes pelées, le cacao en poudre, le lait d'amande, et le miel si vous l'utilisez.

-Mixer : Mixez jusqu'à ce que le mélange soit lisse et homogène. Ajoutez une pincée de cannelle pour une touche épicée si désiré.

Déjeuner : Club Sandwich au Poulet et avocat

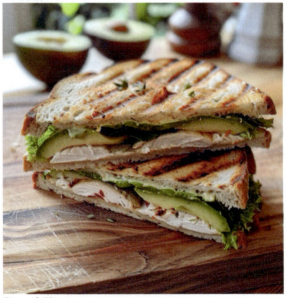

Ingrédients :
4 tranches de pain complet
200 g de poulet cuit, tranché

1 avocat, tranché
Feuilles de laitue
2 cuillères à soupe de mayonnaise légère
Sel et poivre au goût

Instructions :
-Toaster le pain : Faites griller les tranches de pain jusqu'à ce qu'elles soient légèrement dorées et croustillantes.

-Assembler le sandwich : Étalez la mayonnaise sur une face de chaque tranche de pain. Sur deux tranches, disposez une couche de laitue, suivi de tranches de poulet et d'avocat. Assaisonnez avec du sel et du poivre.

-Former le club : Couvrez avec les tranches de pain restantes, mayonnaise vers le bas. Coupez chaque sandwich en diagonale pour former des triangles.

Dîner : Tagliatelles aux Épinards et Champignons

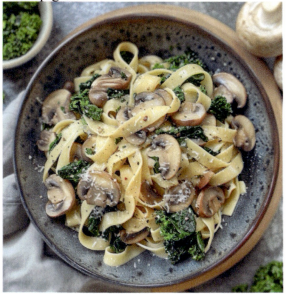

Ingrédients :
200 g de tagliatelles
200 g d'épinards frais
200 g de champignons, tranchés
2 gousses d'ail, émincées
2 cuillères à soupe d'huile d'olive
Parmesan râpé pour servir

Instructions :
-Cuire les pâtes : Faites cuire les tagliatelles selon les instructions du paquet, jusqu'à ce qu'elles soient al dente.

-Sauter les légumes : Pendant que les pâtes cuisent, chauffez l'huile d'olive dans une grande poêle. Ajoutez l'ail émincé et les champignons, faites sauter jusqu'à ce que les champignons soient dorés. Ajoutez les épinards et laissez-les flétrir.

-Combiner : Égouttez les pâtes en réservant un peu d'eau de cuisson. Ajoutez les pâtes dans la poêle avec les légumes, mélangez bien. Si nécessaire, ajoutez un peu d'eau de cuisson pour détendre la sauce.

Jours 17 :

Petit Déjeuner : Pancakes aux Myrtilles

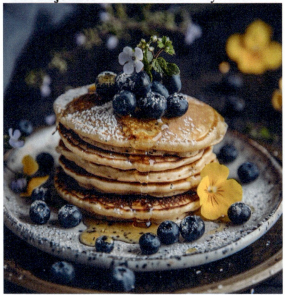

Ingrédients :
1 tasse de mélange à pancakes (préparation toute prête)
3/4 tasse de lait (ou substitut végétal)
1 œuf
1/2 tasse de myrtilles fraîches ou congelées
Huile ou beurre pour la cuisson
Sirop d'érable pour servir (optionnel)

Instructions :
-Préparer la pâte : Dans un bol, mélangez le mélange à pancakes, le lait et l'œuf jusqu'à

obtenir une pâte homogène. Incorporez délicatement les myrtilles.

-Cuire les pancakes : Chauffez une poêle légèrement huilée ou beurrée à feu moyen.

-Versez des petites louches de pâte pour former les pancakes.

-Cuisez jusqu'à ce que des bulles apparaissent sur la surface, puis retournez-les et cuisez jusqu'à ce qu'ils soient dorés.

Servir : Servez chaud avec un filet de sirop d'érable si désiré.

Déjeuner : Bowl de Quinoa aux Légumes Grillés

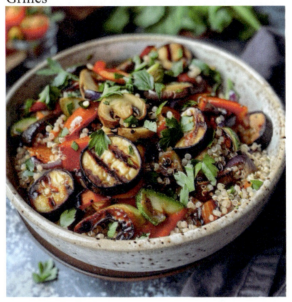

Ingrédients :
1 tasse de quinoa cuit
1 courgette, tranchée et grillée
1 poivron rouge, tranché et grillé
1 petite aubergine, tranchée et grillée
2 cuillères à soupe d'huile d'olive
Jus de 1 citron
Sel et poivre au goût

Instructions :

-Préparer les légumes : Grillez les tranches de courgette, poivron et aubergine jusqu'à ce qu'elles soient tendres et marquées.

-Assembler le bowl : Placez le quinoa cuit dans un grand bol. Disposez les légumes grillés sur le dessus.

-Assaisonner : Arrosez le tout avec l'huile d'olive et le jus de citron. Salez et poivrez selon votre goût.

Dîner- Poêlée de Poulet et Poivrons

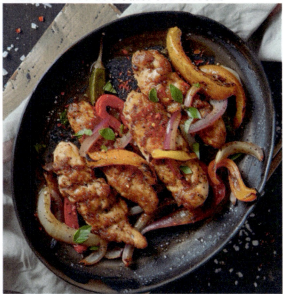

Ingrédients :
2 poitrines de poulet, coupées en lanières
2 poivrons (un rouge et un vert), tranchés
1 oignon, tranché
2 gousses d'ail, émincées
2 cuillères à soupe d'huile d'olive
Sel et poivre au goût
Paprika ou mélange d'épices (facultatif)

Instructions :
-Préparer les ingrédients : Assurez-vous que le poulet, les poivrons et l'oignon sont coupés en morceaux de taille uniforme pour une cuisson uniforme.

- Cuire le poulet : Chauffez une cuillère à soupe d'huile d'olive dans une grande poêle à feu moyen.

- Ajoutez le poulet assaisonné de sel, poivre et paprika. Faites cuire jusqu'à ce qu'il soit doré et presque entièrement cuit.

- Ajouter les légumes : Mettez l'ail, les poivrons et l'oignon dans la poêle avec le poulet.

- Ajoutez l'huile d'olive restante et continuez à cuire jusqu'à ce que les légumes soient tendres et que le poulet soit complètement cuit.

- Finaliser : Vérifiez l'assaisonnement et ajustez le sel et le poivre selon votre goût.

Jours 18 :

Petit Déjeuner : Oeufs Brouillés aux Tomates Cerises et Basilic

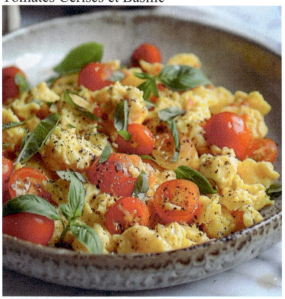

Ingrédients :
4 œufs
1 poignée de tomates cerises, coupées en deux
Quelques feuilles de basilic frais, hachées
2 cuillères à soupe de lait (ou substitut végétal)
Sel et poivre au goût
1 cuillère à soupe d'huile d'olive

Instructions :
-Battre les œufs : Dans un bol, battez les œufs avec le lait, le sel et le poivre.

-Cuire les œufs : Chauffez l'huile d'olive dans une poêle à feu moyen.

- Ajoutez les œufs battus et remuez doucement pour faire des œufs brouillés.

-Ajouter les tomates et le basilic : Quelques minutes avant que les œufs soient complètement cuits, ajoutez les tomates cerises et le basilic.

-Continuez à cuire jusqu'à ce que les œufs soient brouillés à votre goût.

Déjeuner : Wrap de Dinde, Cranberry et Roquette

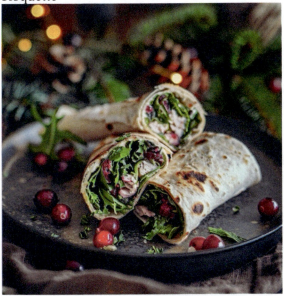

Ingrédients :
2 tortillas de blé
200 g de dinde tranchée
2 cuillères à soupe de sauce ou confiture de cranberry
Roquette
1 cuillère à soupe de fromage de chèvre, émietté
Sel et poivre au goût

Instructions :
-Assembler le wrap : Étalez la sauce de cranberry sur chaque tortilla.

-Ajouter les ingrédients : Sur la base de cranberry, disposez une couche de roquette, puis des tranches de dinde et saupoudrez de fromage de chèvre.

-Rouler le wrap : Roulez-les tortillas fermement, en vous assurant que les ingrédients restent bien à l'intérieur.

Dîner : Crevettes à l'Ail avec Purée de Patate Douce

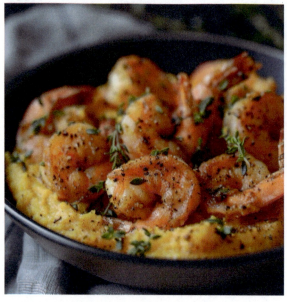

Ingrédients :
200 g de crevettes décortiquées
2 gousses d'ail, hachées
2 patates douces moyennes, pelées et coupées en cubes
2 cuillères à soupe d'huile d'olive
Sel et poivre au goût
Un peu de persil frais pour garnir

Instructions :
-Préparer la purée : Faites cuire les patates douces dans de l'eau bouillante salée jusqu'à ce qu'elles soient tendres.

- Égouttez et écrasez avec une cuillère à soupe d'huile d'olive, du sel et du poivre.

-Cuire les crevettes : Chauffez le reste de l'huile d'olive dans une poêle, ajoutez l'ail haché et les crevettes.

-Faites sauter jusqu'à ce que les crevettes soient roses et cuites.

-Assembler le plat : Servez les crevettes chaudes sur un lit de purée de patate douce. Garnissez de persil frais haché.

Jours 19 :

Petit Déjeuner : Granola Maison avec Yaourt et Miel

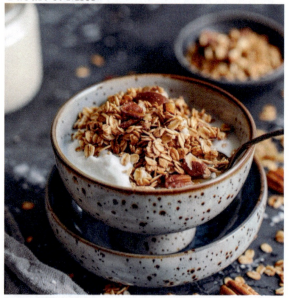

Ingrédients :
1 tasse de granola maison (avoine, noix, et graines, légèrement dorées au four)
200 g de yaourt nature
2 cuillères à soupe de miel
Quelques baies fraîches pour garnir (optionnel)

Instructions :
-Préparer le granola : Si vous n'avez pas de granola prêt, mélangez des flocons d'avoine,

des noix concassées, des graines comme des graines de tournesol ou de citrouille, et un peu de miel ou de sirop d'érable, puis faites griller légèrement au four jusqu'à dorure.

-Assembler le petit déjeuner : Dans un bol, placez le yaourt, saupoudrez de granola, et arrosez de miel.

-Ajouter des baies : Garnissez avec des baies fraîches pour un ajout de saveur et de couleur.

Déjeuner : Salade César de Tofu

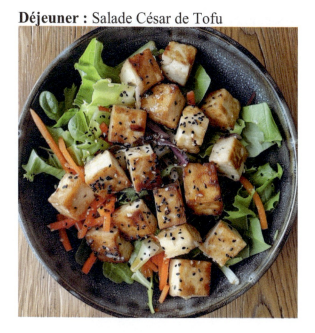

Ingrédients :
200 g de tofu ferme, coupé en cubes
1 tête de laitue romaine, hachée
50 g de croûtons
2 cuillères à soupe de parmesan râpé
2 cuillères à soupe de dressing César allégé
Poivre noir au goût

Instructions :
-Préparer le tofu : Faites griller les cubes de tofu dans une poêle avec un peu d'huile jusqu'à ce qu'ils soient dorés et croustillants.

-Assembler la salade : Dans un grand bol, mélangez la laitue romaine hachée, les croûtons, et le tofu grillé.

-Ajouter la sauce et le fromage : Versez la sauce César sur la salade et mélangez bien pour enrober tous les ingrédients.

-Saupoudrez de parmesan râpé et de poivre

Dîner : Poulet Sauté au Citron et Courgettes

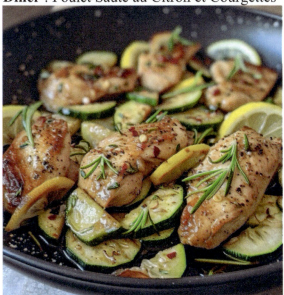

Ingrédients :
2 filets de poulet, coupés en lanières
2 courgettes, coupées en demi-rondelles
Zeste et jus de 1 citron
2 gousses d'ail, finement hachées
2 cuillères à soupe d'huile d'olive
Sel et poivre au goût

Instructions :
-Préparer les ingrédients : Coupez le poulet en lanières et les courgettes en demi-rondelles. Zestez et pressez le citron.

-Cuire le poulet : Chauffez l'huile d'olive dans une grande poêle à feu moyen-élevé.

-Ajoutez le poulet et l'ail, et faites sauter jusqu'à ce que le poulet soit presque entièrement cuit, environ 3-4 minutes.

-Ajouter les courgettes : Incorporez les courgettes à la poêle, continuez à cuire en remuant pendant 2-3 minutes jusqu'à ce que les courgettes soient tendres mais encore croquantes.

-Assaisonner : Ajoutez le zeste et le jus de citron. Salez et poivrez selon votre goût.

Jours 20 :

Petit Déjeuner : Porridge aux Pommes et Cannelle

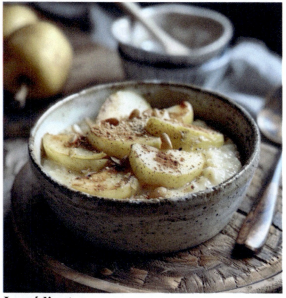

Ingrédients :
1 tasse de flocons d'avoine
1 pomme, pelée et coupée en petits dés
1/2 cuillère à café de cannelle
2 tasses de lait ou d'eau
1 cuillère à soupe de miel ou de sirop d'érable (facultatif)
1 pincée de sel

Instructions :
-Cuire le porridge : Dans une casserole, combinez les flocons d'avoine, la pomme, la cannelle, le lait ou l'eau, et une pincée de sel.

-Portez à ébullition, puis réduisez le feu et laissez mijoter, en remuant de temps en temps, jusqu'à ce que le porridge épaississe et que les pommes soient tendres, environ 5 minutes.

-Ajouter le sucrant : Incorporez le miel ou le sirop d'érable selon votre goût pour ajouter une touche de douceur.

Déjeuner : Bol de Falafel avec Salade de Tomates et Concombre

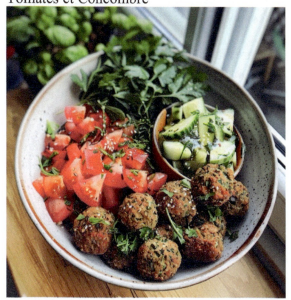

Ingrédients :
Falafels prêts à l'emploi (environ 6 petites pièces)
1 concombre, coupé en dés
2 tomates moyennes, coupées en dés
1/4 de tasse de yaourt grec ou de sauce tahini
1 cuillère à soupe de jus de citron
1 cuillère à soupe d'huile d'olive
Sel et poivre au goût

Instructions :
-Préparer les falafels : Si les falafels ne sont pas déjà cuits, suivez les instructions sur

l'emballage pour les réchauffer. Cela peut généralement se faire au four ou au micro-ondes en quelques minutes.

-Préparer la salade : Dans un grand bol, combinez les dés de concombre et de tomates. Arrosez avec le jus de citron, l'huile d'olive, salez et poivrez, puis mélangez bien.

-Assembler le bol : Placez les falafels chauds au centre d'un bol. Entourez-les de la salade de tomates et concombre.

-Ajouter la sauce : Nappez les falafels de yaourt grec ou de sauce tahini pour ajouter de la crémosité et un léger goût acidulé.

Dîner : Filets de Bar à la Méditerranéenne

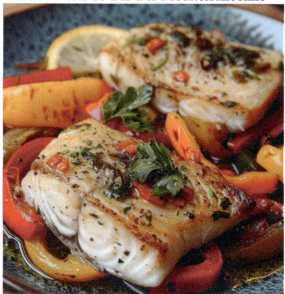

Ingrédients :
2 filets de bar
1 poivron rouge, coupé en fines lanières
1 gousse d'ail, émincée
1 cuillère à soupe d'huile d'olive
1 cuillère à soupe de persil frais haché
Sel et poivre au goût
Tranches de citron pour servir

Instructions :
-Préparer le poisson : Assaisonnez les filets de bar avec du sel et du poivre.

-Cuire le poisson : Chauffez l'huile d'olive dans une poêle à feu moyen.

-Ajoutez l'ail et les lanières de poivron, et faites sauter pendant 2-3 minutes jusqu'à ce qu'ils soient tendres.

-Ajouter le bar : Placez les filets de bar dans la poêle avec les poivrons et l'ail.

-Cuisez chaque côté pendant environ 3-4 minutes ou jusqu'à ce que le poisson soit bien cuit.

-Garnir et servir : Saupoudrez de persil frais haché et servez avec des tranches de citron pour un dîner léger et rafraîchissant.

Jours 21 :

Petit Déjeuner : Toasts à l'Avocat avec Œufs Pochés

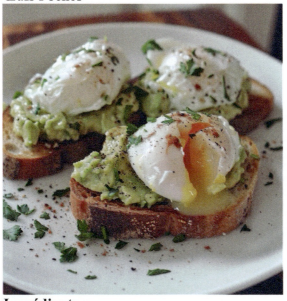

Ingrédients :
2 tranches de pain complet
1 avocat mûr
2 œufs
Jus de citron
Sel et poivre
Pincée de flocons de piment rouge (optionnel)

Instructions :

-Préparer les toasts : Faites griller les tranches de pain jusqu'à ce qu'elles soient dorées et croustillantes.

-Écraser l'avocat : Pendant que le pain grille, écrasez l'avocat dans un bol et ajoutez un peu de jus de citron, du sel, et du poivre. Mélangez bien.

-Pocher les œufs : Pocher les œufs dans de l'eau frémissante avec un peu de vinaigre pour environ 3-4 minutes pour des jaunes encore coulants.

-Assembler les toasts : Étalez le mélange d'avocat sur les tranches de pain grillé, placez un œuf poché sur chaque toast, et saupoudrez de flocons de piment rouge si désiré.

Déjeuner : Bowl Méditerranéen aux Pois Chiches et Tzatziki

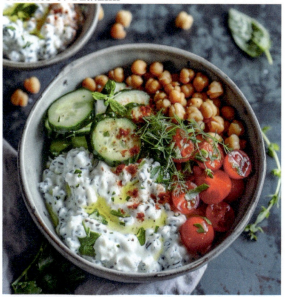

Ingrédients :
1 tasse de pois chiches cuits
1 concombre, coupé en dés
1/2 tasse de tomates cerises, coupées en deux
1/2 tasse de tzatziki
Quelques olives noires, dénoyautées
Persil frais, haché

Instructions :
-Assembler le bowl : Dans un grand bol, mélangez les pois chiches, le concombre, les tomates cerises, et les olives.

-Ajouter le tzatziki : Ajoutez le tzatziki sur le dessus du mélange.

-Garnir : Saupoudrez de persil frais haché.

Dîner : Saumon Grillé avec Sauce Tomate et avocat

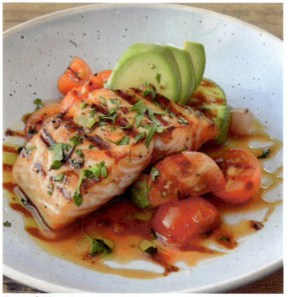

Ingrédients :
2 filets de saumon
1 avocat, coupé en dés
1 tomate moyenne, coupée en dés
Jus de 1 citron
2 cuillères à soupe d'huile d'olive
Sel et poivre au goût

Instructions :

-Préparer la sauce : Dans une petite casserole, combinez la tomate coupée en dés et le jus de citron.

-Chauffez à feu moyen jusqu'à ce que les tomates commencent à se décomposer et à former une sauce légère.

-Retirez du feu et incorporez l'avocat en dés. Assaisonnez de sel et de poivre.

-Griller le saumon : Préchauffez une poêle grill à feu moyen-haut.

-Badigeonnez les filets de saumon avec une cuillère à soupe d'huile d'olive et assaisonnez-les avec du sel et du poivre.

-Placez le saumon dans la poêle, côté peau en bas, et faites griller pendant environ 4 minutes.

-Retournez les filets de saumon et continuez la cuisson pour 2 minutes supplémentaires, ou jusqu'à ce qu'ils soient parfaitement cuits.

Liste de course :

Produits Frais

Fruits et Légumes :
Kiwis : 4
Pommes : 2 (pour le porridge)
Citrons : 5
Avocats : 5
Tomates moyennes : 3
Tomates cerises : 1 barquette
Concombres : 3
Poivrons rouges : 3
Courgettes : 2
Champignons : 400 g (200 g pour le dîner de jour 17, 200 g pour la poêlée)
Épinards frais : 200 g
Roquette : 1 sachet
Persil frais : 1 bouquet
Basilic frais : 1 bouquet
Ail : 1 tête
Oignon : 2 moyens
Patates douces : 2 grandes
Figue fraîche : 1 grande

Herbes et Épices
Cannelle : 1 petit pot
Paprika ou mélange d'épices : 1 petit pot
Sel et poivre

Protéines
Saumon : 4 filets
Poulet : 400 g en lanières pour la poêlée
Œufs : 10
Tofu ferme : 200 g
Dinde tranchée : 200 g (pour le wrap)
Falafels prêts à l'emploi : 12 petites pièces

Produits Laitiers
Fromage cottage : 400 g
Yaourt nature ou grec : 400 g
Fromage de chèvre : 50 g
Feta : 100 g
Parmesan : 50 g

Céréales et Bases
Pain complet : 1 paquet
Flocons d'avoine : 500 g
Tortillas de blé : 4

Huiles et Condiments
Huile d'olive : 1 petite bouteille
Vinaigre (pour pocher les œufs si nécessaire)
Miel ou sirop d'érable
Sauce ou confiture de cranberry : 1 petit pot
Tzatziki : 200 g

Autres
Olives noires : 100 g
Croûtons : 1 petit paquet pour la salade César

Graines de chia (optionnel pour le petit déjeuner de jour 15)

Conclusion

Vous voilà à la fin de ce guide détaillé sur le Régime 666, armé de toutes les connaissances, recettes et plans nécessaires pour transformer votre alimentation et, par extension, votre vie. Ce régime est une approche révolutionnaire pour réduire l'inflammation, augmenter votre énergie et améliorer votre bien-être général. Commencer peut sembler intimidant, mais rappelez-vous que chaque petit pas compte.

Chaque repas est une nouvelle opportunité de nourrir votre corps avec ce qu'il y a de mieux. Vous n'avez pas à être parfait dès le premier jour ; l'important est de commencer. Je vous invite donc à ouvrir votre cuisine à ces nouvelles habitudes. Essayez une recette, puis une autre. Intégrez les principes du Régime 666 petit à petit, et observez les transformations, non seulement dans votre assiette, mais dans votre vie.

Votre Avis Compte

Après avoir intégré ce régime dans votre quotidien, quel impact a-t-il eu sur votre santé et votre bien-être ? Votre feedback est précieux. Si vous avez apprécié ce livre, partagez votre expérience en laissant un commentaire. Vos réussites et vos défis inspireront d'autres personnes à prendre ce chemin de vie sain et équilibré.

Printed in France by Amazon
Brétigny-sur-Orge, FR